病院経営は人なり

医療改革の旗手・武弘道が語る

財界研究所

目次

プロローグ……10

第1章　小児科医が医療界のゴーンとなる

・病院経営は〝交響楽〟の演奏だ……16
・〝社長〟不在の自治体病院……18
・「患者のための医療を……」……22
・看護師の「副院長」登用が改革の切り札……25

第2章　維新の英雄を輩出した鹿児島での幼少期
――逆境を乗り越える――

・済々黌の剣道部を優勝に導いた父・政治……34
・父と似た境遇の自分……37
・十歳のときに実母を結核で亡くす……39
・継母の恩……41

・「損得で物事を考えるな！」……44

第3章　『代悲白頭翁』との出会い
～人格形成の学生時代～

・父から送られた『十八史略』……48
・映画にも行かなかった高校時代……50
・「映画というものは何て面白いのだろう」……52
・手相は信じない！……54
・学びによって道徳を知り、それを目指して人生を歩む……57

第4章　九州大学時代と札幌でのインターン

・九州大学医学部……62
・大学付属病院医局時代に痛感した日本の医療界の遅れ……64
・「小児科は忙しいだけで儲からない」……66

・札幌医大のインターン時代……68
・二人の教授との出会いで世界を向く……70

第5章　アメリカから日本の医療界を俯瞰する
～学閥のない日本医療界の実現を目指して～

・オハイオ州トレド市のリバーサイド病院への留学……76
・「三日に一度の当直」という過酷な医療現場……79
・ケネディ大統領暗殺の日……82
・三冊の文庫本に支えられて……85
・〝反骨精神〟で二度目のアメリカ留学……87
・ミシガン州デトロイト市のミシガン小児病院への留学……89
・実力だけが評価されるアメリカの医療界……92

第6章　郷里の病院で理想の医療を
～帰国後、アメリカ型医療モデルを目指して奮起～

・郷里の病院で人一倍働く……98
・徳之島の五つ子……101
・小児科部長時代に実感した病院改革の必要性……103
・米国の医療が全て良いわけではないが……106
・医師を動かすのは看護師だ……107

第7章　自治体病院改革の原点
～鹿児島市立病院の健全経営化への道筋～

・類似病院の徹底比較……112
・コスト意識を持ち、収入を増やす……114
・先達の改革・先輩から学んだこと……120
・常に患者さんの立場に立って……123
・八年連続黒字化を達成―自治大臣表彰を受ける―……126

第8章　知事の三顧の礼で縁のなかった埼玉へ
〜埼玉県立四病院の改革に当たる〜

・郷里と違う土地でこそ……130
・鹿児島で埼玉新聞？……132
・相手も徹底的に調べ上げていた……134
・全国病院とのネットワークを駆使する……136
・良質でフェアな外注委託の選定……138
・「まずは宣誓書を読んでください」……141
・診療時間を増やす……143
・組織の長の二重構造へのメス……145
・「看護師副院長」の実現……148
・危機に瀕した四病院の累積赤字を三年間で一掃……150

第9章　四年分の改革を三年で達成
〜改革に道筋をつけた川崎市立二病院〜

・医業収支比率がワースト二位だった川崎病院……156
・事前のデータ把握が奏功……158
・労組の力が強い土地での改革……160
・数字を突きつけて正論を通す……162
・救命救急センターの設置、土曜診察の開始……164
・〝リストラ〟は行われなかった……166
・全ての改革は現場から……169
・チームワークを向上させる「看護師副院長」……171

第10章　病院は企業と変わりない
――ただ医療の質の向上を忘れてはならない！

・大胆な改革――実は当たり前のことをコツコツと……176
・病院から学閥をなくせ……179
・「医療費抑制」「病院職員の高齢化」などの中で……183

・「人」が変われば「病院」も変わる……186
・病院には経営責任を負う〝社長〟が必要……189
・フリーな立場から、より良い医療を目指して……196
エピローグ……200
あとがき（武弘道）……205

プロローグ

「医療界のカルロス・ゴーン」――。未来医療研究所の武弘道所長に付けられた異名だ。一九三七年（昭和十二年）二月一日生まれの現在七十二歳。これまで十五年間で、鹿児島市、埼玉県、川崎市という三カ所、合計八つの自治体病院の経営で、トップとして改革を遂行してきた。

赤字経営に陥った自治体病院を次々と立て直し、黒字にしてきた病院改革の立役者だが、それまで日本の公立病院経営の常識では考えられないことを次々と実行してきた。そのため、日本人では誰もできないと言われた日産自動車を立て直した、かのCEOの名前にちなんで、いつしかこの異名で呼ばれるようになったのだ。

自身はもともと小児科の勤務医として長い間、医療現場の第一線に立ってきた。昼夜を厭わず働いてきたのは、ただ「病気で苦しむ子供に良い医療を提供したい」という思いからだ。いつしか病院経営の第一人者となっていったが、病院経営を良くしたいという思いは、本人にとっては、「良い医療を提供したい」ということの延長だったのに過ぎない。

救急疾患も多い病院の小児科は、とにかくたいへんな職場である。その実態は最近、小児科医不足の問題がメディアなどで取り上げられてきたことでよく周知されるようになった。その職場の中で、武は誰よりも早く病院に来て、少しでも多く働いてきた。そのことを、回りの職員は皆知っている。だから武が経営トップとなったときには、回りのみんながその後ろ姿を見て付いて来た。武の改革は、決して人に強制するようなやり方ではなかった。人をやる気にさせるのが武の改革の神髄だ。

それは武が見知らぬ土地に赴いて行った改革でも同じだった。川崎市に乗り込んだ時は、一番最初にきちんとした数字を示すことから始めた。「ここの手当は全国と比べてこんなに飛び抜けています。下げるのではなく全国並にしましょう」。データを示し相手を納得させる手法もまた、武流改革の神髄だ。

医療界のカルロス・ゴーンの異名から、どんなに厳つい人物かと想像されるだろうが、実際は穏和な人柄で、話し方一つにもその人柄がにじみ出る。人を包み込むような話しぶりと人柄は、優れた小児科医そのものだ。

鹿児島時代は、小児がんなど難しい病気を専門で診てきた。治癒して成長した子供たちのうち「七人ぐらいが医師になっています」と素直に喜ぶ。二組の五つ子誕生といううれしいニュースにも出会えた。二例目の五つ子では主治医となり、最近、その長女が結婚して「式に飛んでいきましたよ」と目を細める。そういう姿が普段の武である。

武の人柄はしかし、一連の改革を成功に導く大きな要因の一つだと言える。公立病院の経営改革では、その自治体の地方議会への出席、報告という大きな課題があるからだ。当然、改革に反対の立場を取る政敵も出てくる。その際に相手をまず最初に懐柔してしまう穏和な人柄が大いに力を発揮しただろうことは想像に難くない。

一言で病院改革と言っても、病院には多くの医師・看護師・病院職員等の人が現場で働いている。その人たちの協力なしには改革は成功しない。働く現場の人たちをやる気にさせることが改革への最短の道であることを武は熟知している。医師よりも圧倒的に病院全体のことを知っている看護師を副院長にしよう、という運動を長く続けているのもそのためだ。

しかし、武が行ってきた改革は決して、誰でもできるような生やさしいものではなかった。十五年間八病院合計の経営改善効果はざっと100億円。「先生、それ以上やると家に火を付けられますよ」――。あるとき、病院職員から聞かされた言葉だ。言った本人に他意は無かったのだろうが、アドバイスとも脅しともとれるこの言葉一つだけとっても、武が行った改革がいかに生半可なものでなかったかが理解できるだろう。

日本の公立病院の経営は学閥に支配されている。その中で、三つの全く違った土地で経営改革を断行してきたことは、医療界に身を置くものであれば、いかに異色の存在であるかはすぐに理解できる。違う分野の人には少し解説が必要だが、公立病院の勤務医は病院を移動するにも大学の医局の意向に左右される。武は鹿児島出身だが、大学は九州大学医学部。鹿児島市立病院は鹿児島大学の学閥の病院だ。それぐらい学閥がある世界である。全く違う学閥のそれぞれの病院で改革を成功させてきたことは武の強みであり、また逆に学閥からは無縁だったからこそ可能になった改革だとも言える。

病院には様々な職種の人も働いている。また外注や取引先など様々な利害も絡んでいる。そういう中で、旧弊のしがらみを断ち切る改革を行っていく途上では、時に激しい軋轢を生む。そういう中で、難しい経営改革を成し遂げたことは、医療界のみならず、日本の企業経営にとっても参考になることが多いだろう。

世界経済はいま同時不況の様相を呈し混迷の時期に突入しつつあるが、そういうときだからこそなおさら、武のようなリーダーの存在がもっと広く世の中に認識されていくことが必要だ。

第1章
小児科医が医療界のゴーンとなる

病院経営は〝交響楽〟の演奏だ

「一昔前までは『絶対潰れることはない』という〝親方日の丸〟の考え方でよかった公立病院ですが、今ではその日の丸が倒れる時代になっています」――。病院事業管理者を十五年間務め、八つの公立病院を運営してきた武弘道はこう語る。首都圏の学閥とも全く縁のない武は郷里の鹿児島から単身で埼玉県立四病院の改革に当たってきた。そして、人口百三十万人を抱える政令指定都市の川崎市においても改革の実績を挙げてきた。そんな武は病院経営を次のように例える。

「病院医療は〝交響楽〟の演奏だ」。

様々な職種の人間が個々の仕事を十分に果たし、互いの職種が協力し合いながら病院全体として患者本位の医療の達成を目指す姿は、「各楽器のパートが集まって一つの楽曲を奏でるオーケストラの演奏に似ているんです」と武は言う。職種の一つひとつに目を配り、病院全体で患者にとって一番いい医療を提供できるように組織をひとつにまとめることが〝指揮者〟つまり、病院事業管理者の役割であるということだ。

医師だけが力を誇示してもダメだし、事務職員が官僚的に動いてもうまくいかない。各職種の人間が互いに譲り合い、助け合って、協働することで「患者のための医療」を達成しなければならない。そして、何よりも公立病院の経営立て直しには「指揮者」である病院事業管理者の設置が不可欠――。これが十五年間にわたる〝病院のＣＥＯ〟として働いてきた中で、武が出した結論の一つだ。

戦後復興期を経て、日本経済が高度成長の波に乗り、右肩上がりを続けていたときは、企業に限らず自治体本体の財政も潤っており、病院経営についても「なりゆき経営」「放漫経営」のところが少なくなく、問題が表面化することもなかった。

公立病院の開設は昭和二十年代から三十年代に集中していた。当時の高度医療は公立病院に頼るしかなく、道路網も未発達で自治体が病院を持つことに意味はあった。その後、民間病院が誕生し、数や質の面でも力をつけてきた。しかし、公立病院の数が減ることはなかった。

一九九一年（平成三年）三月、バブル経済の崩壊が始まり、国は公共事業に金を投資した。景気を回復しようとする施策を実行し、二〇〇〇年（平成十二年）ころまでは各自治体から各病院への繰入金（積み立てていた基金や特別会計から繰り入れるお金）についても当然のように増えていった。その後、この額は漸減していくのだが、この理由は各病院の経営改善ではなく、自治体の財政悪化であった。

そして、公立病院の二〇〇六年度決算において、自治体に穴埋めしてもらった分も合わせた「実質赤字額」が初めて7000億円を突破した。公立病院の経常赤字は前年度比567億円増で、過去最高の1997億円にも上り、これに繰入金5100億円を足すと7097億円。勤務医不足や診療報酬引き下げで収入が落ち込み、自治体の支援も先細っている。

〝社長〟不在の公立病院

そもそも、どうして公立病院でこのような経営悪化が起きるのか？

様々な原因が考えられる中で最も大きな原因の一つが、病院の経営責任を負う〝社長〟がいないことだ。武はこの「社長不在」こそ、何よりも大きな要因だと話す。

公立病院（自治体病院）とは地方公営企業法の下で運営されている企業体だ。地方公営企業を経営する地方公共団体（都道府県、市町村、広域連合）には原則として管理者が置かれ、地方公営企業を管理する。管理者（「企業管理者」、「水道事業管理者」、「病院事業管理者」などと呼ばれる）は、地方公営企業の経営に関し識見を有する者のうちから、地方公共団体の長（都道府県知事、市町村長、広域連合長）が任命する。

しかし、病院事業管理者を置く公立病院は少ない。しかも病院のトップである病院長には人事権もなければ予算権もない。民間企業では考えられない体制だ。それでは、公立病院の経営に関する権限はどこにあるのかというと、東京都ならば都立病院経営本部、都道府県立病院なら都道府県庁の健康福祉部長、あるいはその下に所属する病院課長にある。もちろん、彼らは自治体の一職員であって病院職員ではない。

しかも、その権限を持ついわゆる「官僚」のほとんどはその役職に二〜三年在籍すれば他に移ってしまう。つまり、役所のお目付役の形で医療の現場に送り込まれているだけなのだ。したがって、仮に誤った政策を実行して損失を出しても誰もその責任を負わないという状況が生まれる。人の命を救う医療現場を全く知らない素人が、経費削減といった至上命令を下すことになる。

「病院では二十四時間体制で患者の生命を守っている。それこそ救急患者が運び込まれる夜の病院は〝戦場〟だ。そうした実態も理解せずにただの〝御役所仕事〟として決算の数字だけを見ている彼らには現場を改革することはできないし、現場の職員のやる気の向上にもつながらない」。

官僚と病院人はいわば「水」と「油」だ。病院人は自身の技量や技術だけを誇りとする職人であって、権威主義を最も嫌う。官僚は患者のためにいい医療をしようとする病院人のプライドを理解することはできないからだ。その結果、上から尊大にモノを言って病院全体の志気を下げてしまうことになる。

そこで、首長から病院事業に関する全ての権限を委譲された「病院事業管理者」を置くことで、責任の所在を明確にするべきだと武は言う。病院事業管理者に委譲される権限は次のようなものだ。

①内部組織の設置

②職員の任免、給与などの身分取扱い

③予算の原案の作成
④資産の取得、管理、処分
⑤契約の締結
⑥資金の一部借入れ
⑦労働協約の締結

こういった権限が病院事業管理者に与えられると、例えば、診療報酬の改定があれば、それに即応した人員配置もできるし、緊急に医療機器を整備しなければならないときには補正予算も組める。そして、武の場合は鹿児島市、埼玉県、川崎市と市、県、政令指定都市といった三つの自治体で成功を収めたという経験がある。つまり、病院事業管理者という立場に立つことによってどんな改革ができるかということを知っているのだ。しかしその一方で、その責任の重さは想像に難くない。

それだけのプレッシャーの中で武が改革を遂行したが、その戦略の一つが徹底的な「データの比較」だ。詳細は第七章で述べるが、鹿児島市立病院の院長兼病院事業管理者に就任した当初、「まず何をすべきか戸惑った」と武も語る。そこで武が経営根拠としたのが、鹿児島市立病院の経営データと他病院の経営データとの徹底した比較だ。

救急や未熟児医療も担っている五百床以上の各都道府県の中核的な公立病院五十カ所をピックアップして、各病院での医業収支比率や医師または看護師一人につき一日当たりの収益、職種ごとの給与、年齢、薬剤費など百六十二項目にも及ぶ経営指標を抜き出してランキングした。客観的な数値が根拠になることで、誰の目に見ても明らかな結論を導き出すことができる。また、横断的かつ縦断的に観察することで経営の良い病院と不良な病院との違いに気付くのだ。つまり、説得力のある裏付けができる。

「どこの公立病院も経営が困難になる時代であったから『どこの病院も経営改善に向けた努力をしているはずだ』と考え、全国の類似病院を調査することで良いところは積極的に真似して、悪いところは確実に切り捨てます。そうすることで『病院の歪み』が示され、『何を適正化すればよいか』がわかるのです」と武は言う。


「患者のための医療を……」

武が改革の理念に掲げていた「患者本位の医療の提供」に加えて、こういったデータの裏付けがあって初めて、病院職員の意識改革への道筋が示される。医師や看護師をはじめとする各職種の病院職員は国家免許を持った高度な知識と誇りを持っている集団だ。決して「トップダウン」の命令や指示で動くものではない。詳細にわたった分析を提示することで初めて動くものだ。

武も「公立病院に限らず、病院の管理者はまず自分が先頭に立って汗をかくことを覚悟して事に当たらなくてはなりません」と語っている。

だが、組織の「長」には健全な経営の舵取りとは別に、「人と人との摩擦を和らげる」という役割があると武は言う。毎日何百人という外来患者が来て、数百人の面会客が訪れ、千人を超える人々が病院で右往左往する。そして、「待ち時間が長い」「診療費が高い」「冷房が効き過ぎる」「駐車場には入れない」……。ありとあらゆる苦情が間をおかずに出る。そういった場合に必要なことは、部下にその場を丸投げするのではなく、長が率先垂範して対応せねばならないということだ。

武はこう言う。「医師は患者を診てあげているという感覚を持っているようだがとんでもない話です。医師は患者さんを診させていただいている、という気持ちを持たねばなりません。デパートに行って頭の下げ方を学んできた方が良い」と。朝から夕まで頭を下げ続ける意識が医療関係者にも必要なのだ。

難儀な仕事を担う人間が病院には必ず必要だ。病院経営は企業経営と同じ。企業でも業績が振るわなければ、企業のトップが「責任」をとって任期半ばで辞任することもある。しかし、病院ではこの「責任」が今まで誰にも問われていなかった。だからこそ、民間の企業と同様に時代潮流を読みとることができる緊張感のある〝経営者〟が求められる。武が「地方公営企業法の『全部適用』」を強調する意義はここにある。

武が鹿児島市病院事業管理者に就任した一九九三年（平成五年）当初、全国で九十八病院にしか病院事業管理者は置かれていなかった。

しかし、武が埼玉県病院事業管理者として四年間で70億円の収支改善を果たしたことで、病院事業管理者の存在意義が世間で認められた。「こうすれば成果が出るということを具体的な取り組みによって周知させることができた」のである。そして、武自身も講演会などを通して、病院再建には病院事業管理者の設置が不可欠であるということを訴えて回った。

その後、地方公営企業法の全部適用を行う自治体の数は増加し、二〇〇七年（平成十九年）四月一日現在の時点で百十二団体、二百七十八病院となっている。

武は今でもこのように語る。

「公立病院は変わらねばならない！　病院長や病院事業管理者はこのことを病院職員に徹底して知らせ、職員がこれまでと意識を変えて取りかからねば、病院は民営化や廃止の道をたどるでしょう」。

看護師の「副院長」登用が改革の切り札

「病む人の一番近くで働き、多くの患者さんに優しい目で接して、いくつもの科を回りながら『病院を見る目』を養ってきた看護師から副院長を一人置くことによって、病院の実態が経営に反映されて『より良い病院になる』というのが私の確信です」。

武が生涯にわたって病院改革に不可欠なものとして挙げるのが「看護師副院長」の設置である。日本に看護師副院長が誕生したのは一九八七年（昭和六十二年）の東札幌病院においてだ。その後、十年の期間でその数が五十に達したときに数の増加は止まり、横ばいの動きとなった。

しかし、武が本格的に看護師副院長の普及活動を始めて、その数も増えていった。一九九九年（平成十一年）から二〇〇四年（平成十六年）までの六年間は四十六人から五十三人の間を上下していたが、同年からは毎年五割増で増え続けた。病院単位でみても、二〇〇四年で公立病院や大学病院を含めて、全国八千三百二十病院中、看護師副院長はわずか五十一病院であったが、二〇〇八年には八千八病院中、百八十三病院と急速に増えている。この急増ぶりからも医師だけが病院を経営する時代ではなくなっており、看護師が経営に参加することで病院全体の質が高まるという考え方に変わっていることが窺える。

もともと医療界では、医師や自治体病院を管理する官僚の中には看護師や女性を軽視する意識が強かった。しかし、武は「看護師はいろいろな科で働く経験を持ち、各診療科を経験し、患者のことをよく知っており、経営に参画すれば必ず経営も医療の質もよくなる」と強調している。

日本とヨーロッパにおける患者、医師、看護師との関わり方は全く異なる。

西欧の病院は看護師の存在が先にあり、医師は後から病院に入り込んでいった。フランス・パリにあるノートルダム寺院の近くに、オテル《ホテル》がある。これが病院の発祥地だ。ヨーロッパでは、病む人がホテルに集まり、看護師《シスター》の世話を受けて暮らす。そこに医師が治療に訪れてくるという形で始まった。

それに対して、日本では医師の病院や医師がいる施設に患者が集まってきて、その患者を医師が診察する。そして、看護師は医師の「手助け」「医師に仕える者」として位置づけられる形で始まった。この関係が今でも続き、たいていの病院では看護師は医師の下にある職種と考えられるようになったのである。

「医師の間では今も看護師を軽んじる気風が残っている。複数の職種で患者を診るチーム医療が当たり前になる中、旧態依然の体質を改善するためにも看護師副院長はもっと増えるべきだと思います」。

武が「看護師副院長」の誕生を求める背景には、武が小児科医として看護師たちと過ごしてきた経験があったからだ。

武は医師としての生涯を病院勤務医として過ごしてきた。「開業する気も全くなかった」という武の将来像は市中病院の勤務医であった。二十代、三十代のときに二度にわたってアメリカ・オハイオ州リバーサイド病院、デトロイト市ミシガン小児病院で臨床医として働いた後、郷里の九州大学小児科医局から出張病院として、福岡日赤病院、山口日赤病院、大分日赤病院、小倉市立病院、国立福岡中央病院などを経験。最後の勤務地として鹿児島市立病院で勤務した。

「ここで働いた二十四年間の悪戦苦闘の日々は忘れられない」。

一九七七年（昭和五十二年）に武が鹿児島市立病院に勤務したとき、小児科医はたったの二人であった。一年後に三名に増えたものの、「宿直」という名目で日々、夜の急患に対応していた。一九八二年（昭和五十七年）からは小児科独自で当直体制を組んだ。武は「概算すると、人生のうちの二千日以上は病院で泊まっていた」と回想する。

医師の中でも病院という場所の本来の姿を知っている医師は、産科医、小児科医、救急医、ＩＣＵ（集中治療室）担当医である。「夜の間に患者と向き合っている医師だけが看護師の苦労を知っている」と武は言う。というのも、患者の病状悪化は昼間より夜間の方が多く、また不安心理などによって患者がナースコールを鳴らすのも深夜が大半だからだ。

「夜中に起きていて働き続けるということが精神的にも、肉体的にもどんなに辛いことであるかということが、一般の人はもちろんのこと、昼間しか働かない病院の人間にさえ理解されていません」。

少ない小児科医の定員では苦しむ患者全員に常に目を配ることは難しい。そんな中で、看護師には随分助けられたと武は振り返る。武は白血病をはじめとする小児悪性腫瘍を専門にしていたため、当時の最新の化学療法のやり方や副作用の注意点などを事細かに説明していた。次から次へと新しい技術や薬が出てきても看護師たちは武についていった。「患者さんを助けたい」――看護師たちを突き動かしたのは、この気持ちだ。武も「看護師たちの〝やる気〟がなかったら、毎年鹿児島県で発生する小児悪性腫瘍の六〇％を十年にわたって鹿児島市立病院で治療することはできなかったでしょう」と語る。

そもそも病院の職員のうち、約六割が看護師で医師は一〇％程度だ。過半数にも満たない医師が病院経営を手掛け、過半数を超えている看護師の中から経営の中枢に携わる者がいないという現実に、武はとても疑問を感じた。

「彼らの意見を尊重せずして患者本位の医療の提供など実現できるはずがない」。

こう考えた武は埼玉県立四病院の改革に当たっていた二〇〇四年（平成十六年）に四病院全てに看護師副院長を設置した。そして、患者に関する権限を看護師副院長に与えた。

これによる効果はすぐに数字となって表われた。

一つ目に挙げられるのが病床稼働率の向上だ。従来に比べ七％も上昇した病院もあったほどだ。看護師副院長は病院の経営会議に出席することで、病院の経営状態が看護師全員に即座に浸透する。看護師たちから見れば、自分たちの代表が経営陣、つまり企業の役員に入っているのだから、少しでもたくさんの患者を入れて、ローテーションさせることで繁盛させましょう、ということになる。

また、外科学会などで院内の外科医が数日出張して不在にしても、看護師のトップに患者に対する権限が与えられていれば、急患時でも外科の空きベッドを使用するなどして最大限の有効活用ができる。

二つ目に挙げられるのが看護師の士気高揚だ。副院長は医師より上の立場になるから医師の部長が看護師の副院長の命令に従わなくてはならない。看護師が副院長になることで医師を動かすことができる。現場に一番近い看護師だから患者の意思を尊重することができるようになったのである。

一九九〇年（平成二年）から二年間、武は鹿児島市立高等看護学校の校長を務めた。そのころの日本経済は景気が良く、若い女性に多くの職場が開かれていた。その一方で、看護師の仕事はいわゆる３Ｋ（きつい、きけん、きたない）と呼ばれて不人気であった。看護学生たちからは「看護の道をやめて、他の進路に変えたい」という申し出が続出していたという。

武は看護学生たちがいる下宿先に出向いたり、彼らの両親に会ったりして「この仕事は一生涯続けられる仕事であり、経験を積むほど上達していくもの。国際的にも通用する仕事だから頑張りましょう」と説得して回った。しかし、武の説得も空しく任期中に四人が退学してしまった。

「病気の患者さんの力になってあげたいという〝志〟を持って、看護の道を歩もうとする若い人たちに明るい将来を語ってあげられるようになりたい」。

病院側の仕切りやルールに縛られず、患者の命のために、看護師の裁量で自らが考えた方法を採用できるシステムを構築する。こうして武が進めてきた〝ナース副院長〟は画期的なものであった。ただこのシステムを活かすためには、看護師自身が士気高揚して「看護部長は当然、副院長になるべきだ」という意見を持つ必要がある。

武は看護師の副院長登用こそが病院改革の切り札だと強調する。

「看護師は看護のプロであればよいのであり、病院管理や経営については誰かに任せておけばよい、という考えでは、決して『良い病院』にはなりません。日本の病院は医師中心で動いてきました。いま、その在り方に変革が求められています。看護職に国民の期待がかけられていることを看護師一人ひとりが自覚しなければいけません」。

命を救って欲しいと願う患者に生涯、接してきたからこそ、医師や看護師には「人の命を救う」という断固たる決意が必要であることを、武は身をもって知っている。そして、改革に不可欠なものは〝人の意識改革〟であるということもまた、身をもって経験してきたのだった。

第2章

維新の英雄を輩出した鹿児島での幼少期

——逆境を乗り越える——

済々黌の剣道部を三年連続全国優勝に導いた父・政治

九州・鹿児島――。西郷隆盛、大久保利通など近代日本建設の中心的役割を果たした人物を輩出してきたところである。この地に生まれ育った維新の英雄たちによって、長らく続いた封建時代に幕が下ろされた。その同じ鹿児島で医療の発展の〝障壁〟といっても過言ではない医療界の封建制度に武は立ち向かっていくのである。

鹿児島県の薩摩半島南西部に位置し、東シナ海に面する頴娃《えい》町が武の誕生の地である。「篤姫」の生誕地、今和泉村や枕崎に隣接している。この自然豊かな場所で、後に〝医療界のカルロス・ゴーン〟〝病院再建請負人〟と呼ばれる武弘道が産声を上げた。

枕崎には母の実家があったが、船頭や船子らを雇って遠洋漁業船でかつお漁を家業としていた。そこでは日本橋の三越にかつお節を出荷するほど盛んであった。

一九三七年（昭和十二年）、武は生を享《う》けた。

武家は三百年位はたどれるがその先は分からない。

父・政治《まさはる》は一九〇八年（明治四十一年）の生まれ。政治は鹿児島二中に入った。その年、広い頴娃村から市内に合格したのは、県立一高女に合格した現最福寺の池口恵観法主のご母堂と二人だけであった。

新学期に鹿児島に出るときは、まず馬車で今和泉まで出て、鹿児島湾内汽船に乗り換えて半日かかってたどり着くような田舎である。

政治は旧制・鹿児島県立第二中学校、旧制第七高等学校を卒業した後、京都帝国大学（現京都大学）文学部地理学科に入学した。当時、地理学科のある大学は東京大学と京都大学だけであった。

そこで政治は、日本人初のノーベル賞を受賞した湯川秀樹博士の御尊父・小川琢治教授のゼミに同級生六人のうちの一人として入った。政治が大学を卒業する頃、陸軍士官学校の入学率が日本一であった旧制中学の名門・熊本の済々黌《せいせいこう》の校長が地理の先生を探しに京大に来た。

その校長が小川教授を訪ねた。一八七九年の創立以来、多くの有為な人材を輩出し、「文武両道」をもって知られている済々黌なので、学力だけでなく運動にも長けた能力を持つ人物がふさわしいと小川教授は考えた。当時は剣道と柔道は陸軍士官学校や海軍兵学校でも必須の科目であったが、七高時代から大学時代まで剣道部に所属していたこともあり、政治は適任だと小川教授は判断し、政治を推薦した。

「父の死後、よく父が旧制高校で読んでいた書籍を広げてみますと、その本の端に『自分は中学校の教師になって子どもたちの教育に当たりたい』と書かれていました。その希望通り、父は教師としての道を歩むことになったのですから、済々黌の教師に打診されたときは嬉しかったのだと思います」。

小川教授からの誘いを承諾した政治は、昭和五年に済々黌のある熊本市に居を構えた。政治は済々黌で剣道部の部長に就任した。師範による指導を受けて、政治も技術を磨きながら生徒の指導に当たった。その結果、全国中等学校大会において三年連続で済々黌を優勝に導いた。

政治の済々黌での評判は高かった。この手腕に目を付けた福岡県立修猷館《しゅうゆうかん》から地理の教師として引き抜かれた。修猷館も第三十二代内閣総理大臣の廣田弘毅氏や日本工業倶楽部を設立した團琢磨氏などを輩出した「文武両道」の名門だ。

生前、武に「ただ勉強するだけではダメだ」と語っていた政治がまさにそれを実践していたと言える。父・政治のこういった後ろ姿が、武の人格形成に大きな影響を与えたことは言うまでもない。

父と似た境遇の自分

昭和二十年六月三十日の熊本大空襲により武の家は全焼した。その後、食糧難の時代に入り、住居もなくした武一家は頴娃町にある政治の実家に引き揚げることを余儀なくされた。武が小学三年生の頃である。しかし、戦後を迎えると、GHQ（連合国軍最高司令官総司令部）の指揮下において、日本政府によって農地の所有制度の改革である「農地改革」が行われた。政治の実家も例に漏れず、持っていた農地は政府に買い上げられた。

教師を続けていた政治は鹿児島市にある鹿児島県立鶴丸高等学校（鹿児島一中と第一高女が合併した）に赴任した。しかも一九五二年（昭和二十七年）には、四十四歳という若さで校長に就任したのである。武はそのころの父が「自分より年配の人たちを動かす立場にあったのだから、そのための苦労も多かったと思います」と語る。

政治の鶴丸高校への赴任は鹿児島では驚きの出来事であった。県教委も鶴丸高校も思い切った決断を下したと言える。鶴丸高校に赴任している教師の過半数が四十五歳以上であったため、政治は校長として年上の教師を指導する立場に立った。年上の人を指導するということは、それだけ神経もすり減らすものだ。

しかし、政治はそんな状況でも臆することなく、七年間校長として真摯な姿勢で教育に取り組んできた。だからこそ周囲の人々からの政治に対する信用も大きかった。武は父・政治の生き方を次のように自分と照らし合わせる。

「父と私は似たような境遇でした。二人に共通するもの〝情熱〟だと思います。父は済々黌、修猷館、鶴丸と熊本県、福岡県、鹿児島県といった三県で中高生の教育に熱中しました。しかも異なる土地柄で年上を相手に教育者として事に当たっていた。私も鹿児島市、埼玉県、川崎市という縁のない土地で病院経営の改革に当たってきました。要は二人とも一生懸命だったんですね。頑固な父親から受け継がれた遺伝子が私にも脈々と受け継がれていたと思います」。

十歳のときに実母を結核で亡くす

「そのころは効果的な薬もなく、結核に対する治療法も確立されていなかった時代でした。夜中に父に起こされて結核を患っていた実母が息を引き取るところを看取ったんです。結核という病気ではその患者は亡くなる直前まで意識がしっかりしていますから、その姿が今でも脳裏に焼き付いています」。

終戦後二年が経った一九四七年（昭和二十二年）、武は十歳で実母を亡くした。当時、結核といえば「不治の病」で、毎年数百万人にものぼる死者を出していた。同年に抗生物質であるストレプトマイシンが世に出るまで、結核にかかった患者は長期入院を強いられていた。

ただストレプトマイシンといった新薬が日本に普及するのは一九四九年（昭和二十四年）から五〇年（昭和二十五）にかけてのことだったため、武の実母が結核にかかったときは間に合わなかった。

実母の死がきっかけとなり、武は医師を志すことになった。一時、武の実母は九州大学附属病院に入院していた。その病院の放射線科には結核に対する放射線治療を専門とする教授がいた。武家にすれば藁にもすがる想いでその放射線治療を実母に受けさせた。

「生前の父から聞いた話ですが、入院していた実母が白衣をまとった医師たちを見て、『自分の息子もこういう人の命を救うという素晴らしい仕事ができる医師になってくれたらいいな』と言っていたそうです」。

放射線による治療でも効果的な効能がでないまま、武の実母は亡くなった。「人の死」というものを一番身近に感じた初めての体験だった。

「実母がそっと息を引き取る瞬間を目の当たりにしました。言葉にできないほど辛い経験でした。だけれども、幼少期にこうして実母の亡くなる様子をじっと見ていたから、結核をはじめ、不治の病と呼ばれる病気にかかった患者を治療して、人の命を救う医師になりたいと心に決めたんです」。

幼少期に親と死別した武少年には実母を失ったことで〝心の寂しさ〟という隙間ができた。今よく考えると、四、五年間は鬱の状態だったと思われるが、その隙間を埋めるように「医者になりたい」という〝志〟が芽生えた。逆境を乗り越えた武少年の目は輝き始めた。

継母の恩

「実の母を亡くした私を本当に自分の子のように育ててくれたんです。継母も七歳のときに母親を亡くしたため、そのような年齢で母を亡くす子どもの気持ちがよくわかるんですね。自分が経験しているものだから、そういうことに配慮して私を育ててくれたと思います」。

武の実母が亡くなり、しばらくして父・政治氏は再婚した。後妻として武家に嫁入りしたのが久美《くみ》であった。久美の存在は、実母を亡くして悲しみの底にいた武にとって貴重であった。また、久美の愛情を一身に受けて育った武は「継母への親孝行をしたい」と考えるようにもなった。

「とても優しい人でした。継母は私が大学受験をしていたころ、私が寝るまで起きている人でした。もちろん夜食も毎日きちんと準備してくれていました。夜中の一時ごろでも夜食を用意してくれるし、特段、躾《しつけ》が厳しかったわけでもなく、口酸っぱく『勉強しなさい』と言うこともない。だからこそ、私もそんな親の恥になるようなことを絶対してはいけないと思っていました」――。

久美は女学校だが武の父・政治と同様に教師であったが、結婚と同時に家庭に入った。武は目をつぶると、武のことを「にいちゃん」「弘道」と呼ぶ久美との思い出が甦ってくるという。

「私が九州大学医学部に合格したときは本当に嬉しかったようです。合格したことを継母に告げると私に抱きついて喜んでくれました。また、私が一九六二年（昭和三十七年）に鹿児島市立病院の手術場を見に行ったときのことですが、医者は全員、手術場に入るときは〝ふんどし〟を履いていたんです。温度と湿度の差で、鹿児島は東京の二倍雨が降りますから、褌が合っているなあと思っていたのですが、その後、インターンシップで札幌医科大学に行ったときは驚きました。あの大きな札幌医大の手術室に〝ふんどし〟を履いた医者が三人しかいなかったんです（笑）。その人たちは軍隊に行った人たちなのですが、そういったこともあって私はずっと〝ふんどし〟を履いていました。それを継母は手で縫ってくれていたんです。本当に嬉しかったですね」。

武には実母だけでなく継母からも慈愛の精神が注がれたと言える。

さらに一九六三年（昭和三十八年）に武がアメリカ留学を決意したときも、「突然のアメリカ留学であるにもかかわらず、当時はとても高価だった航空券のお金を継母が捻出してくれました。自分の本当の息子のように愛情を持って私を育ててくれたんですね。だから必ず親孝行をしようと心に誓いました」と武は久美の顔を思い浮かべながら語る。

しかし、その夢は叶わなかった。

久美が七十三歳のとき、くも膜下出血で突然倒れてしまったのだ。すでに手遅れの状態であった。「『孝行のしたい時には親がなし』とよく言われますが、せっかく今までの継母への恩を親孝行して返そうと思った矢先に継母はパタッと倒れてしまいました。とても残念で悔しい想いをしましたね」。

継母への恩返しができなかった武であるからこそ、人の命を救うことに身を粉にして働くことができるのである。そして、一人でも多くの患者を助けるためには病院の改革が不可欠なのだ。武が断固たる決意で病院改革に当たることができる背景には母への愛情がその背景にあるのかもしれない。

「損得で物事を考えるな！」

地元の教育者であった父・政治が武に言った言葉の一つに「利害損得で物事を考えてはならない」という言葉がある。これが政治の信条であり、長男の武にとっては精神的なバックボーンである。これは西郷隆盛などの幕末の志士たちの思想と共通する。武も「国のために命を懸けた人たちの生き方にとても共鳴できます」と話す。

そんな父・政治は健康であった。またその一方で、武が手を焼くほど「とにかく頑固な父親」でもあった。

こんなエピソードがある。

政治が四十歳代のとき職場健診で高血圧を指摘された。昼はラーメンとライス、夜は日本酒なら一升は飲める男だったため、百八十―百十という数値であった。武が医学生だった昭和三十年代は高血圧の弊害が今ほど理解されておらず、薬を飲むことに否定的であった。それは政治も例外ではなかった。

「困った私は父の食生活を改善することで対策を打つことにしました。肥満とストレスが脳卒中を引き起こす誘因になるから、昼はそば一杯、夜の宴会料理は半分だけ食べるにとどめるように提案したんです」。

　しかし、政治の職場の近くにはかけそばを運んでくる店がなかったので、武は「毎日家からそば粉を持って昼食にそれにお湯をかけて黒砂糖をまぶして食べるように」と説得した。それから二十年もの間、政治は文句一つも言わずに飢饉時代のようなその食事を続けたのである。その結果、年を追うごとに血圧は下がっていった。

　政治が亡くなる最後の二十年間、武は政治の隣に住んだ。

「そのときの父の楽しみは、大晦日に一家三代が集まって年越しをする夕でした。一家団欒を過ごす特別な夜ですから、特別にお酒を定量の三倍飲み、沢山の具が入った年越しそばを二杯食べるんです。父は美味いものが大好きな人でした。できれば昼にはてんぷらそばを食べ、その日の夜にはうなぎかステーキを食べたいと思っていたに違いありません（笑）」。

「済々黌は良い学校だったなあ」が口ぐせであった。

がむしゃらに勉強することだけを好まなかった教育者の父――。武の父はエネルギッシュな人物で九十歳まで生きた。「亡くなるまで一度も入院することはありませんでした。百歳近くまで父が生きてみせてくれたからこそ、私もその位まで元気に生きていくことができそうな気がします」と武は笑って話す。物事に真摯な姿勢で取り組む武の精神は父親譲りのものと言える。

第3章

『代悲白頭翁』との出会い

～人格形成の学生時代～

父から送られた『十八史略』

「高校教師だった父の影響もあって、割と若い頃から古典に親しんできました。小学五年生のときには古川英治の『三国志』を、中学生のときには『十八史略』を揃えてもらったのが最初です。当時は娯楽というものが今ほどたくさんありませんでしたし、他に読む物もありませんでした。ですから、父から与えられるものは『論語』『孟子』『荘子』『韓非子』などの古典がほとんどで、幼少期は古典以外のものに触れる機会はあまりありませんでした。それから安岡正篤先生の本もたくさん読みました。しかし、こういった数々の古典に触れてきたからこそ、自分は目先の欲にとらわれることなく、〝志〟にしたがって〝徳〟のある生き方を目指して来れたのだと思います」。

武は東洋の古典のみならず、一九四〇年（昭和十五年）から一九四五年（昭和二十年）にかけて、イギリス戦時内閣の首相として国民を指導し、第二次世界大戦を勝利に導いたウィンストン・チャーチルの自伝や『人間の絆《きずな》』『月と六ペンス』で有名なイギリスの劇作家であるサマセット・モームの作品など、西洋の本にも触れていた。

「古典などの文学作品は感受性が豊かな若いうちから学んでおかないといけません。年をとったら多分疲れてしまいますからね（笑）。人間の意志や心の力を感じることができる作品に出会えたことは、後に私にとって非常に大きな影響を与えたと言えます」。

多くの古典を読破してきた武が今でも心に留めている漢詩がある。それが高校二年生のときに出会った『代悲白頭翁』だ。著者の劉希夷《りゅうきい》は中国唐代の詩人で、幼くして父親を亡くし、母親と共に外祖父のもとに身を寄せて二十歳頃まで過ごした。幼い頃に亡くしたのが父と母との違いはあっても、劉希夷の詩が武の心の琴線に触れたのは、親との死別という共通項があったからかもしれない。

『代悲白頭翁』に次の一節がある。

「年々歳々花相似たり、歳々年々人同じからず」

要するに「人生というものはあっという間に過ぎていく」という意味だ。お金や名声を得て、誰にも真似できないほどの贅沢をしても、所詮、あの世に持っていくことができるわけではない。また、権力や肩書きという名利を得たとしても、せいぜい十年も続かない。こういったことを二千年も前から先達たちが警鐘を鳴らしているのである。武はこの言葉に感銘を受けた。

「この詩に巡り会ってから、この言葉が大好きになりました。あるとき、中国の湖南省で一番上手な書家と言われている王超塵さんに『代悲白頭翁』の言葉を書いていただいたんです。それを常に私の仕事場に飾っていました」。

武が九州大学医学部を卒業し、医師になったときに、もし開業すればお金を稼ぐことは十分可能であった。また、大学の医局に残っていればどこかの大学教授になれたかもしれない。しかし、武は生涯「勤務医として生きる」と決意した。その背景には、『代悲白頭翁』の一節が人としての生きる道を表わしているとの確信があったからである。

映画館にも行かなかった高校時代

実母の死を目の当たりにして「人命を救う仕事をしたい」と考えていた武は鹿児

島県鹿児島市にある鹿児島県立甲南高等学校に進学した。武が高校生だった一九五二年（昭和二十七年）当時は、朝鮮戦争真っ只中である。敗戦後間もない日本はまだまだ荒れ地であった。しかし、朝鮮戦争の勃発により、経済的には国連軍の中心を担っていたアメリカ軍からの武器の修理や弾薬の補給・製造などを依頼され、日本の工業生産が急速に伸びて好景気を迎え始めていた。

武の父は鶴丸高校の校長を務めていたが、「父のいる鶴丸高校に進学したら何かと不都合があると思いましたので、そこに進学することに前向きではなかったんです（笑）。ですから、あえて鶴丸高校の学区内に住まないように工夫して、何とか甲南高校に合格することができました」。

高校時代の武は絵に描いたような真面目な青年であった。父からは「高校を卒業するまで映画館や飲食店には一切出入り禁止」で、小遣いも「申告制」だ。だから、鹿児島市にある商業・娯楽地区の「天文館《てんもんかん》」にも足を運んだことはなかった。武が赴く場所といえば「本屋」だけであった。しかし、小遣いもなく、小説は軟派なものだという父の考えに武は反発しなかった。

「父がこういった考えを持っている人でしたから、特段の反発心を持たずにいたんです。小学生からはじまって、中学生時代でも高校生時代でも古典ばかりを読んでいましたし、映画を観るといっても何カ月に一度だけ公民館で上映される、学生を対象とした映画だけ観ることを許されました。ですから遊びを全く知りませんでしたね。でも、父の厳しい教育は私が医師となり、院長になってから役に立ちました(笑)」。

「映画というものは何て面白いのだろう」

一九五五年(昭和三十年)のころ、武が通っていた甲南高校から九州大学医学部に合格する卒業生は一人であった。一方で、武の父が校長を務めていた鶴丸高校では二人か三人。「この頃の鹿児島県内の教育は他県に比べても遅れていました。修猷館や熊本の高校の方が九州大学への合格者の数は多かったんです」。

九州大学医学部への合格を目指して必死に受験勉強に当たってきた武だが、結果は惜しくも不合格であった。しかし、武は医師になる夢を捨てなかった。高校卒業後、浪人生として福岡の進学予備校「英数学館」に通った。この浪人生のときに武は初めての体験をする。それは映画鑑賞だ。

「英数学館からちょっと行けば天神・中洲です。そこには安い映画館がありました。小・中学生から高校三年生まで、父からは映画館に行くことを禁止されていただけに、浪人生になって親元を離れて自由な時間を得られるようになったんです。〝映画館禁止〟から解放されて、初めて映画館に行ったときはとにかく映画が面白くて仕方がありませんでした」。

当時、武が下宿していた場所は、福岡市の西新《にしじん》だった。西新周辺には修猷館高校や西南学院中学校・高等学校、西南学院大学などに代表される福岡屈指の進学校や大学があり、学生がよく利用する遊び場が整っていた。

「映画というものは何て面白いものなのだろう」――。戦後十年が経った昭和三十年……。いまだ戦後の傷跡が残る町の片隅で、武の身体の中では〝ときめき〟が駆けめぐっていた。

武は午前中に天神・中洲に隣接する長浜の予備校に通い、午後になると授業をサボっては映画館に足を運んだ。

また文学書にも熱中した。小学生のときから古典と向き合ってきた武にとって、心の中で「こんなことをしていて来年の大学受験に合格できるだろうか」と疑問に感じていても、どの小説も新鮮で、受験勉強は進まなかった。

二度と手相は信じない!

「ひところは自信を失って、医学部ではなく父と同じ京大の文学部地理学科を受けようと思ったときもあったんです。もともと地理や歴史といった科目が好きだったこともあって、方向転換も真剣に考えた時期がありました」。九州大学医学部への現役合格が実らず、浪人時代を過ごしていた武にも一度だけ後ろ向きになったことがあったのだ。

ただ、郷里の鹿児島市立病院の改革だけでなく、全く縁のない埼玉県や川崎市の公立病院の再建までも成功させた人物である武には「患者のための医療を」という一貫した信念があった。これは武の医師生活三十年間、一度たりともぶれることはなかった。

感受性豊かな時期である青年期。街並みを歩きながら、遊戯施設や喫茶店といった娯楽施設を見ているだけで、武は楽しくて仕方がなかった。今まではあらゆる娯楽が禁止されていた武には無理もなかった。

そんな浪人生・武が人生で唯一、納得のいかない出来事が起こった。

「ある日、電車で福岡の唐人町を通ったとき、手相見さんが目に入ったんです。とても悩んでいた時だったので、〝そうだ！〟と思い立ったのです。どうせなら自分が九州大学医学部に合格できるかどうか、手相をみてもらおうと。とにかく不安だったんですね（笑）」。

受験生という立場で見えないプレッシャーと戦っていた武は、心臓がドキドキするのを感じながら、じっと座っている手相見の方に近寄った。

「すみません、手相見さん。ちょっと手相を見てもらいたいのですが、僕は九大医学部を目指して受験勉強中の浪人生です。僕の運勢はどうなっていますか？」

無表情なままで手相見は言った。

「なるほど。じゃあ手相を見せてごらん」。

武が恐る恐る差し伸べた手を手相見は無言でじっくり見始めた。

「どうですか？」

「……」

なかなか言葉を発しない手相見。武は期待と不安の入り交じった感情を抱きながらじっくりと自分の手相を見ている手相見を前にして黙って待っていた。しばらくすると、手相見は持っていた虫眼鏡を机に置き武の顔を見た。そしてこの後、手相見が言った言葉は、武にとって忘れがたいものであった。

「あなたは医学部には合格できないね。医学部ではなく、薬学部にまわされる手相がでているよ」。

来年の受験に受かるかどうかわからない状況の中で、武に伝えられた言葉のインパクトはあまりにも大きかった。武は自信を失った。もともと九州大学医学部は七十人しか合格者が出ないのに対して、文系では数百人という合格者が出る。しかも、武は本を好んで読んでいたこともあって、文章を書くことが非常に好きだった。ならば、文系の学部を受験しようと本気で考えるのも無理はない。

浪人という高校生でも大学生でもない立場にいることは辛いものだ。常に大学入試というプレッシャーを受けて、日々勉強の繰返しだからである。

このようなことを考えた武は、自分なりに決心して父にこの意志を伝えた。

「一人でそんなところに行っててはダメだ。一月から帰ってきなさい」。父に言われるまま、武は三学期には鹿児島に戻った。束の間の福岡単身生活であったが、手相見の言葉には怪訝な気持ちが拭えなかった。武は地元に戻って自宅で猛勉強をした。そして、見事に九州大学医学部に合格する。

「もう二度と手相見など見てもらわないように決意しましたね（笑）。せっかくなら嘘でもいいから『合格しますよ』って言ってくれればいいものを」。懐かしそうに当時を振り返る武は、苦笑い交じりにこう語るのであった。

学びによって道徳を知り、それを目指して人生を歩む

学生時代はとにかく充実していたと武は話す。幼少期から古典という難しい書物に触れてきたことは武の人格形成に大きな影響を与えた。そして、そういった古典作品を武に与えてきた父による躾《しつけ》もまた、「武弘道」という人間を育ててきたのである。

「私の父は旧制中学、今で言えば高校ですが、それぐらいの年頃の人間に対する一

つの教育のポリシーといいましょうか、そういう考え方があったのだと思います。ですから、〝志〟というものを持って〝人生〟というものは歩んでいかねばならない、ということを子供である私にも考えさせようと思っていたのではないでしょうか。だからこそ、中国の古典や歴史に出てくる人物たちの伝記を私に読ませたと思うのです。要するに、目先の利害や損得で物事を判断してはいけないということですね。

こういった教育が私の精神の基本にあり、小児科領域の臨床医として働いていたときはもちろん、病院事業管理者として病院経営にも一生懸命に取り組んできました。いつ、どこで、どんな場合であっても、私は『どうやったら患者さんに良い医療を提供することができるのか』という理念を持っていました」。

武は父の教育方針が決して正しかったとは思っていない。こうした教育には反動もまた大きいからだ。大学入学以来の武の生き様は恥ずかしいこと、愚かしいことで一杯で、決して自慢できるものではなかったと本人は言う。そのことを『四百字の遺言』に書いている。

一九九六年講談社が「四百字の遺言」を全国公募した。二百十九篇が選ばれて単行本になったが、医師は武を含め三人入選した。ここに武が書いたその一編を紹介する。

『お前は馬鹿だ』

私は臨終の場で、きっと「お前は馬鹿だ」とつぶやくと思う。あるいは怒鳴るかも知れない。このことは心配そうに私の顔をのぞきこんでいるであろう妻や三人の娘達をびっくりさせるに違いない。

私が六十年の人生を振り返るとき、たくさんの失敗や、愚かしいこと、恥ずかしいことの連続であったと思う。それらのことを思い出す度に、わが身の置き所がなく、心の中で「お前は馬鹿だ」と怒鳴ることで発散してきた。時にはそれは小さな声となって出てくることもあり、いつぞやは満員のバスの中でそれをやって、前の客の驚きと怒りの顔に耐えられず途中下車したこともあった。

医者であるからには自分の死期は分かると思うが、気の利いた辞世の文句など出そうもない。人生の総まとめとして出る言葉は「お前は馬鹿だ」であろう。この言葉がそのとき私を取り囲んでいる最愛の人々への言葉ではないことをはっきり遺言しておきたい。

要は、「お前たちの父ちゃんは馬鹿なこと、恥ずかしいことも沢山してきたんだよ、ということを言っておきたかった。子育てはそれぞれの子供の気性や能力にあわせてノビノビと育てるのが良い」というのが小児科医武の結論である。

（講談社「四百字の遺言」より）60

第4章 九州大学時代と札幌でのインターン

九州大学医学部

武が九州大学医学部に入学したのは一九五六年（昭和三十一年）のこと。このころの日本経済は「高度経済成長」で日本全体に力がみなぎっていた。国民の生活を見ても、家庭では白黒テレビ、電気洗濯機、電気冷蔵庫という「三種の神器」が国民共通の憧れになっていた。また、国民が口ずさむ歌は「マンボ」などのラテン音楽やジャズが主流となり、アメリカ経由で海外文化が大量に流れ込んできた。九州でも昭和三十年代に入ると、ラジオ九州（現RKB毎日放送）の民間テレビが初めて試験放送を開始。これまでの活字媒体から、新しい電波広告時代への幕開けとなった。

急速に発展する日本経済の中で、武は大学生活を送った。武の出身である九州大学には「九州大学医学部付属病院」があり、一九〇三年（明治三十六年）に設置された九州大学は二〇〇八年（平成二十年）で百五周年を迎えた。一九六〇年（昭和三十五年）までは内科、外科、整形外科、産婦人科、小児科、耳鼻科、眼科など全科が個々の建物を持ち、診療はもちろんのこと、臨床検査やレントゲン検査も各科ごとに行われていた。

「講義もカルテ書きもドイツ語でした。日本の医局の原形は戦前のドイツにあったと言われていますが、戦後のドイツ医学界は大きく変革されました。ところが、日本の医学界は時代の変化に適応することなく、延々と古い制度が残っていました」。

しかし、旧帝国大学の医師への教育手法の中で、武が感心していることがある。それは若い医師への厳しい教育だ。

武は医局に入局した際に、こんな経験をしたことがある。

「大学を卒業して新入医局員になると〝ライター〟と呼ばれる先輩の指導下に置かれるのですが、私の場合には六級上の女性医師が私のライターとして指名されたのです。私はこのことに納得がいかず、『なんで〝薩摩隼人〟に女のライターをつけるのですか』と医局長に抗議しに行きました。ところが、そこに居合わせた先輩たちは『上司に向かって何事か！』と私を睨みつけるどころか、みんなで大笑いをしたんです。私は何で笑われているのかと疑問に感じていたのですが、数週間後にはその理由がわかったんです」。

武は新入医局員として、ライターと共に行動しなければならなかった。驚いたことにそのライターは、平日は夜遅くまで勤務し、日曜や祭日も病院に出てきては患者を診ていた。のちにニューヨークのスローン・ケッタリング癌研究所に三年留学し、九州がんセンターで小児がんの治療に医師人生を捧げられた田坂英子先輩がその人で、医師になって以来、ずっとこういった生活を続けていたのだ。人の命を預かる医師になるためには、若いときにこそ厳しいトレーニングを積んでおくべきだと言われるが、武自身もそれを実感した。

患者は医師の都合に合わせてくれない。医師が患者に合わせるのである。「患者のための医療」はこういった精神が原点となって実現されるのだ。この経験は、後に武が小児科医として休むことなく子供を診続けることにつながる。

大学付属病院医局時代に痛感した日本の医療界の後れ

旧帝国大学ならではの弊害や問題点はあるものの、教育の面では旧帝国大学のやり方には一定の評価を与えることができる、と武は言う。武は九州大学の医局から山口日赤、大分日赤、福岡日赤、福岡済生会、九州厚生年金、小倉市立、浜の町、国立福岡中央、国立南福岡などの関連病院に派遣された。数々の病院を見てきた武は病院ごとに診療などの手法が異なっていることに気が付いた。看護部門は日赤系、済生会系、国立病院系、旧帝大系で看護用語も、看護のやり方も違っていた。

その一方で、医療のやり方は九州大学の関連病院では、どこも九州大学方式で統一されていたのである。生涯を九州大学の勢力範囲内で過ごそうとする医師であれば不便なく、むしろ快適であったろうが、日本の医療の未来を考えたときには、大学ごとに「人材の交流や日本の医療界の技術発展も遅れてしまう」と武は感じた。

山崎豊子の『白い巨塔』が昭和三十八年にサンデー毎日に連載され反響を呼んだ。この作品は大学病院医局内の封建制のような師弟関係や権力闘争に主眼を置き、医療界の問題点を指摘するものであった。

武の場合は、医療界の構造的な問題点をこのときから漠然としながらも、肌で感じていた。「白い巨塔に書かれたような日本の医療のあり方は変えねばならない」と強く思った。

「小児科は忙しいだけで儲からない」

「小児科は儲からないから行かない方が良い」――。武が大学を卒業するころには周囲からこんな声が上がっていた。武が結核で実母を亡くしたように、昭和三十年代に入るまでは肺炎や感染症にかかって命を落とす子供が多かった。

だが、抗生物質が登場すると、子供自身が病気にかからなくなってきた。患者としての絶対数も減っていくと考えられていたのである。それに加えて小児科医の勤務環境は非常に厳しいものがある。

「子供の救急疾患を見分けることは難しいのです。大人のように病状を訴えることはしないから検査をしないと診断ができません。また、病状の進行も早い。一日目は風邪であっても、二日目になったら重症の髄膜炎《ずいまくえん》になっていたというケースは多々あります」。

子供は症状が急変することが多く予断を許さない。しかも、病院に運ばれてくるのは夜中が多いのである。その結果、小児科医の勤務時間は、長く、かつ時間的に不規則になりやすい。また、小児科は利益が少ない。体の小さい子供に投薬する薬の量は大人に比べても少ない、検査回数も大人に比べて少なくてすむからだ。そのため、二十四時間、三百六十五日いつでも対応できるようにと休む暇もなく子供の診察に当たるにもかかわらず、「儲からない」のである。

「小児科では食べていけない、と周りが言っているのを聞いて『それならば』と、みんなが行かないなら俺が行く、と決心したんです」。

武は自分のことを「反骨の精神ですよ」と笑って言うが、やはり九州・薩摩の血が流れていることを納得させられる。

「西郷隆盛ではないが、あえて逆境を求める。そんな薩摩人の気質を私も受け継いでいます」――。武が口にしたこの言葉には、利害損得で物事を考えてはならない、という父の教えが色濃く反映されている。

子供も病気にかかれば「患者」であることに変わりない。その患者に最善の医療を提供することは医師の使命だ。後に鹿児島市立病院に勤務することになる武は、小児科医として不眠不休の医療活動をしていくのである。

札幌医大のインターン時代

一九六二年（昭和三十七年）、武が大学を卒業したころ、「ローテーティング・インターン」と呼ばれる外科、内科、婦人科、小児科など十科以上の科を回るインターンが必須であった。しかも、卒業後一年の間は無給である。武もそれに従ってインターンをするのだが、人と違うのはその志望先だ。

「西日本では九州大学の医学部というと、一目置かれる存在だったのです。ところが、インターンシップでいざ北海道に足を踏み入れると、地元の北海道大学や札幌医科大学、東北大学以外の大学は、たいした大学ではないと考えられていました」。

武はとにかく「遠くへ行きたい」と思った。当時、海外旅行は禁止されており、いくらお金を持っていても外国に行けなかった時代である。

このころは国の外貨備蓄の方針で海外旅行はできなかった。一九六四年（昭和三十九年）になって漸く、観光を目的とした一般観光客による海外旅行が認められた。

日本国内の移動に限界されていた時代に、武は「とにかく鹿児島から一番遠い所に行ってみたい」と思い、北海道にある札幌医科大学附属病院でインターンとなることを決めた。しかし、この札幌医大でのインターン経験で、日本の医療界に蔓延る「学閥の存在」を再認識するのである。

一九六一年（昭和三十六年）当時、北帰行《ほっきこう》が大ヒットしていた。

九州で生まれ育ち、九州大学で勉強してきた武を、札幌医大の医師たちは物珍しい眼差しで見た。この北海道の地で九州と北海道との文化の違いを知り、医師の志向も違うことを知った。九州ではドイツ医学が主力であったのに、北海道の医師はアメリカ医学の方を向いていた。

北海道の人たちから見れば九大医学部の「よそ者」であった武は、何につけても地元の札幌医大の卒業生と比較された。

「とにかく研修中は、どこの科を回っても質問の連続でした。それも、私の実力や能力を試すような質問ばかり。地元の卒業生に負けてはならないと思って必死に勉強しましたね。そして、それと同時に〝九州大学医学部卒業〟という看板を決して汚してはならないと実感しました。出身大学の外に出ることは、自分の大学の名誉を背中に背負っているんですね」。

多少なりとも〝遊び心〟を持って北海道にやって来た武は、無我夢中で勉強した。しかも、このころの札幌医大は、ライバルの北海道大学との競争もあって、「追いつけ、追い越せ」と言わんばかりの気迫に満ちていた。戦後、いち早くアメリカの臨床医学を取り入れており、その時期は旧帝国大学よりも早かった。

「辛い日々でしたが、貴重な日々でもありました……」。

回顧する武の表情には、試練を乗り越えた者だからこそ出てくる〝笑み〟がこぼれていた。

二人の教授との出会いで世界を向く

「学閥」という逆風が吹く中での札幌医大の生活は、武にとってすべてが試練であったわけではなかった。というのも、武がこの後アメリカへの留学を志望する後押しをしてくれた教授との出会いがあったからだ。

前述のように、このころの武は〝ふんどし派〟であった。男が「ブリーフ」を履きだしても、武は「ふんどし」にこだわった。そして、この「ふんどし」が一人の教授との〝共通項〟になった。

産婦人科の明石勝英教授は経膣式子宮全適手術では〝日本一〟と言われていた。北海道の中でも規模の大きさでいえばトップクラスの札幌医大の手術場ではあるが、その中で明石教授と武が「ふんどし派」を貫いていた。

「明石教授には大変親しくさせてもらい、丁寧な指導を受けさせてもらいました。私なんぞまだ勉強も足りず、未熟者であったにもかかわらず、手術でも私を鉤引きの助手につけて下さいました。今思うと、インターンでしかなかった、こんな未熟な私をよくぞ助手につけていただいた」と明石教授の親心に心底感謝している。

また、もう一人、武が札幌医大で出会った教授が心臓外科の権威である和田寿郎氏だ。当時、和田教授はアメリカから帰国したばかりで、朝六時から人工心肺を組み立て、張り切って先天性心臓病や心臓弁膜症などの大手術に臨んでいた。

「心臓病というレベルの高い技術が求められる分野において、和田先生は四年もの間、アメリカに渡り、最先端の技術を学んできていました。そして、和田先生は私も含め、若い医局員やインターンに向かって『これからの医学はアメリカだよ。君たちも早くＥＣＦＭＧの試験を受けなさい』と発破をかけていたのを覚えています」。

ＥＣＦＭＧとは「Educational Council for Foreign Medical Graduates」の略で、アメリカ以外の国の出身医師をアメリカに迎えるためにアメリカの医大卒業者と同等の知識、あるいは技能を持つことを条件に証明書を発行する機関だ。つまりこの試験は、アメリカの医科大学以外の外国の医科大学を卒業した学生が、アメリカの病院で臨床医として働くための資格試験だ。どこの国の医師にも門戸を開放しているのが特徴である。

「アメリカというところは医学の進歩が目覚ましいのか……。僕もアメリカをこの目で見てみたい」。

北海道で医師生活を送っていると、北海道大学や札幌医大、東北大学の話が主流となり、九州大学の話など、まるっきり出てこなかったし、評価も低かった。北海道の病院にも学閥が厳然とあり、規模が大きくて伝統のある市立病院は北大出身の医師が大部分を占め、小規模な市立病院や道立病院、町立病院には札幌医大の学閥が脈々と根付いていた。日本の中では新天地の北海道においてでさえ、医師の学閥が存在し、武は驚きを覚えた。

「日本の医療は変わらなければなりません。そうしなければ患者に最適な医療を提供することは到底できません。日本は広い。しかし、世界は日本よりも、もっと広いのです」。

武は自分でも想像できない世界を、自分の目で確かめたいと考え、アメリカ留学を決意したのであった。

第5章

アメリカから日本の医療界を俯瞰する

～学閥のない日本医療界の実現を目指して～

オハイオ州トレド市のリバーサイド病院への留学

ベトナム反戦運動や阪神淡路大震災の議員市民立法実現などで精力的に活動した作家・小田実の代表作『何でも見てやろう』が一世を風靡した一九六一年（昭和三十六年）、武が二十四歳のころだ。『何でも見てやろう』には若さと知性と勇気に満ちたアメリカのフルブライト大学の留学生時代の小田が、欧米からアジアまで二十二カ国を貧乏旅行し、先進国の病根から後進国の凄惨な貧困まで、ありのままの現実が書き記されていた。

依然として観光のための海外旅行は許されておらず、会社の海外支店関係の仕事で派遣された者か、外国から招聘された学者や医者しか国外に出ることはなかった。

九州大学を卒業した後、札幌医科大学でのインターンを経て「もっと広く世界を見てみたい」と思っていた武は、この本を読んだことで、より一層アメリカ留学の〝夢〟を叶えるために遮二無二勉強をした。

そして、武は和田教授に薦められた「ＥＣＦＭＧ」の受験を決意する。作家・小田が留学したフルブライト制度には臨床医学部門がなかったため、ＥＣＦＭＧに合格することが医師を志す武にとって、唯一の道であった。

「ＥＣＦＭＧに合格することができれば、アメリカの病院でインターンやレジデント（米国医師国家試験に合格し、六年間病院に臨床医として働く地位）として働くことができます。これに望みをかけたんです」。

一九六三年（昭和三十八年）三月のＥＣＦＭＧ試験に武は見事合格した。同級生の中でも最初にＥＣＦＭＧの試験を突破したのである。「合格したと聞いたらもう嬉しくてね。すぐにでもアメリカに飛んでいきたいと思いましたよ」。

しかし、周囲の人たちからは「そんなに早く行ったって腕もないし、苦労することばかりだよ」「まだまだ未熟なのだから、日本である程度腕を磨いてから留学した方が良い」――と言われ、時には留学を辞めるように諭されることもあった。

というのも、今まで武はドイツ語だけを勉強し、その環境下で育ってきたからだ。古い大学ほどドイツ語が主流だったころである。したがって、講義もドイツ語で、英語などほとんど聞いたことがなかった。

「そのころ英語に触れるとしたら、映画館に行って同じ映画を何回も観るとか、リンガフォンのレコードを繰り返し聴くぐらいしかありませんでした。そういうことで英語を勉強する暇は全くなかったわけですから、大変苦労しました」。

だが、「アメリカで医療の現場を見たい」という強い願望は武を突き動かした。それに加えて、武がここまで留学を望んでいたのは、〝日本の医学の後れ〟があったからだ。当時の日本はざっと考えてもアメリカに十年もの後れをとっていた。そして、病院の施設も決して「清潔」とは言えるような状況ではなく、設備も不十分であった。

この当時の日本には、まだスーパーマーケットがなかった時代である。

武は、九州大学文学部英文学科に、フルブライト交換教授として来ていたトレド大学のサウスワース教授に留学先を相談した。そうすると、サウスワース教授からは、オハイオ州トレド市のリバーサイド病院に教授の友人が内科のトップとしているということで、リバーサイド病院への留学を決めた。

やっとの思いでアメリカ留学を決めた武だったが、太平洋を越えると〝地獄〟のような厳しい現実が待っているとは、このころの武には想像もつかなかった。

「三日に一度の当直」という過酷な医療現場

「こんな大きな物体がよく空を飛べるものだなあ……」。

武は継母の久美から手渡されたお金で買った航空券を手にしながら呟いた。一九六三年（昭和三十八年）七月、生まれて初めて乗った飛行機にこんな感想を持った。「親孝行をするためにも必ず立派な医師になろう」と決意した武が向かう先はアメリカだ。

父の知り合いの西光寺の住職から「気負い立つ若衆髷《わかしゅまげ》の匂いかな」という餞《はなむけ》の句を頂いて気負い立っていた。

羽田空港をプロペラ機で出発。ハワイのホノルルで給油のために三時間止まり、ロサンゼルスで乗り換えてオハイオ州トレド市に着いた。三十時間以上かかった渡航であった。今ではシカゴ空港経由で十三時間弱の所要時間でトレドに行くことが可能だ。

武が留学したリバーサイド病院があるオハイオ州は、ミシシッピー川の支流であるオハイオ川と五大湖の一つであるエリー湖の間にある。トレド市はガラス工業が盛んで、自動車のフロントガラスの生産で発展してきた。

リバーサイド病院は一八八五年に設立された非営利病院である。デトロイトからクリーブランドに行くフリーウェイ近くにあるため、交通事故で負傷した怪我人がよく運びこまれる病院だ。武が留学した一九六〇年代のアメリカでは、医学部を卒業した後各科を回る「ローテイティング・インターンシップ」と、外科系または内科系の「ストレート・インターンシップ」という二通りのインターン制度があった。だが外国から来た医者は全員ローテイティングのコースを取らなければならなかった。内科や外科はもちろんのこと、整形外科、産婦人科、小児科などを渡り歩き、手術やお産も数多く経験した。

「専門医になるからには、一つの特定の科にいるべきだと思っていたのですが、病院長になったときに、この一年間のリバーサイド病院での経験がとても貴重な体験であり、財産だったと気づきました。病院間の各科が提案してくる改善策や医療機器の購入、病院スタッフの配置などを適切に判断することが出来ました。そして、何よりも医療は診療各科が一致団結して〝総合医療体制〟を整えることが患者さんのためになると理解したのです」。

日本に帰国した後、病院事業管理者の仕事をした上で、武はこう振り返る。

ところが、アメリカ留学一年目の病院生活は〝過酷〟なものであった。

「とにかく英語が通じなかったことです。回診のときに教授から何か質問されても回答はわかっているのだけれども、口から単語が出てこないんですね。フィリピンやインドから来た医師は訛《なま》りがあるものの、小学校から大学まで勉強していたこともあってペラペラなんですね。しかし、私を含め、フランスやドイツといった母国語がある国の医師はみんな大変でしたよ」。

英語が得意でないことは弁解理由にもならず、武は教授に怒鳴られながら必死に病院中を駆け回ってきたのである。まさに人気TV番組『ER（Emergency Room）』のごとく、次々と患者たちは運び込まれてきた。

しかし、言葉の壁は当然のことながら、武が苦労したのは休む間もないほど忙しい、〝医療現場での戦い〟だ。三日に一回のオンコール（当直）で、夜通し寝ることもなく仕事をするのだけれども、朝は七時から昼過ぎまで手術の助手として教授につき、午後は、その日入院してきた患者七、八人分の病歴をとって指示を出しておくのである。あまりの激務のために休日は「ただただ眠るだけで、デートする時間なんてありませんでしたよ」と笑う。

ケネディ大統領暗殺の日

一回目のアメリカ留学で武が忘れることができない出来事がある。

第三十五代アメリカ合衆国大統領ジョン・F・ケネディが一九六三年十一月二十二日（金曜日）現地時間十二時三十分にテキサス州ダラスで暗殺された事件だ。

「その日の晩の五時から翌日の八時まで救急部門の当直だったのですが、その模様が夕方四時ごろにテレビで放送されました。仮眠をとっていた私のところにウィーン大学を卒業したバーガーという同僚のドクターが部屋に入って来てケネディが撃たれたことを教えてくれました。しかし、私は英語力が未熟で、『ケネディもいびきをかくよ』と聞こえたんですよ（笑）。ですから、『俺は今いびきをかいて寝ていたの？』と聞き返してしまいました。つまり、その程度の英語力しか私にはなかったんですね」。

仮眠室から出た武が目にした光景は異様であった。外に出てみるとみんなが〝ピリピリ〟していて、午後五時から始まった救急当直には普段の三倍の患者が来た。『暗殺』という事件が起きたことで、国全体が異常な心理状況になっていた。交通事故も多発し、ケンカも通常よりも多く発生したのである。夫婦喧嘩で夫に殴られたと言って来院してきた婦人もいた。

「私は絶対大きな陰謀だと思いました（笑）。ところが、アメリカ人はみんなこの事件の犯人がリー・オズワルドだと素直に思っていましたね。ただ驚いたことは、事件発生後の三日間、全くテレビでコマーシャルが流れなかったことですね。『ケネディ暗殺』と二〇〇一年の『アメリカ同時多発テロ』という二つの事件は、ここ半世紀のうちで最も大きくて、アメリカの歴史を変える出来事だったと思います」。

ケネディ暗殺事件が起きるまでの一九五〇年代のアメリカは、繁栄の時代を謳歌していた。戦勝国ムードに溢れ、本土が戦災を受けなかった唯一の戦勝国として大いに繁栄したのである。〝ゴールデンエイジ〟と呼ばれる所以だ。アメリカ国民の生活や心は豊かになり、「実用」や「機能」だけを求めていた時代から抜け出て、「デザイン」や「アート性」といった付加価値の部分にも目が向けられるようになった。

武が当時暮らしていた住まいには定期的に掃除婦がきていたが、現金を机の上に置いていても何ら問題がなかった時代である。武が当時を思い出しながらこう話す。

「一九五三年（昭和二十八年）から一九六三年（昭和三十八年）の十年間は非常にアメリカが良い時代でした。医師の収入も日本とはおよそ十倍もの差があったのです。当時は１ドルが３６０円でしたから、ドルの価値も高かったんです。医師の給料がそのころの日本では、月給で１万２０００円くらいでしたから円で割ると33ドルぐらいです。ところが、研修を受けて医師になった者でも年収は３０００ドル、開業医にいたっては５０００ドルでした。それだけ当時のアメリカでは、医師の地位が高かったのです。医師が一番良い職業だったわけです」。

収入だけを見れば、武も相当な貯金が出来た。「世界一周をして帰れるぐらいのお金が貯まりました」と話す。遊ぶ暇もなかったのだから、貯めたお金を使う暇もなかった。

ちなみに余談ではあるが、一年間のリバーサイド病院での留学を経て、一九六四年（昭和三十九年）、日本に帰国をする武は、帰国の際に他国への訪問を考えていた。ニューヨークに寄ってからエジプトやインドを歴訪して帰るつもりでビザも取得したのである。ところが、ニューヨーク滞在中に600ドルのお金を盗まれてしまった。それで泣く泣く世界一周の夢が潰えて、ロサンゼルス―ハワイのルートで帰国の途についた。

三冊の文庫本に支えられて

武が体重を五キログラムも減らし、「最も苦しかった生活です」と語る一年間のインターン生活を終えることができた立役者に〝三冊の文庫本〟の存在があった。見知らぬ異国の地で勉強しながら働くために、武が日本から持っていきたいものは山ほどあった。しかし持ち込める荷物は〝フーテンの寅さん〟のようにトランク一つに詰め込まねばならない苦労があった。

「その中でも本の選択には困りました。学生時代には山歩きと読書で心の慰めを得ていた私にとって、持って行きたい本はたくさんありました。あれを捨て、これを捨てて最後に手元に残ったのが、堀辰雄の『風立ちぬ』、杉正俊の『郷愁記』、そしてこの年に発刊されたソルジェニツインの『イワン・デニーソヴィチの一日』の三冊だったんです。当時の価格でそれぞれ40円、70円、110円でしたね。なぜこの三冊だったのかよく分からなかったのですが、自分の心の中に作者と共鳴するものがあったとしか言いようがありませんでした」。

武はこう話すが、この三冊の本には共通点があった。三冊の本の主人公は皆、若く清潔感があり、武と同様に独身であった。そして、一番の共通点が禁欲的生活と思考を貫いていたところだ。日記の形式で書かれた三冊の本の背景にあるのは、極限の状況と死の予感である。ストレスが多く、睡眠もろくにとれない生活を送っていた武を強く魅きつけるものがあったのであろう。宿舎に帰ってベッドに横たわると、いつもこの三冊の本を手にとり、むさぼり読んでいたのである。

「こんな日が、彼の刑期のはじめから終りまでに、三千六百五十三日あった」という文章で終わる『イワン・デニーソヴィチの一日』は、まさに武の一日と瓜二つであった。「この主人公の十分の一を耐えることができれば、今の生活を乗り越えることができる」と武は自分自身を鼓舞していた。

また、『郷愁記』の主人公は、英語が思うように上達しないことにもどかしさを感じていた武と同じく、ヨーロッパ留学でお金を使いながらも成果が挙がらぬことに苛立ち、やがて病を抱えてスイスのサナトリウムに入院する。武は「西洋と日本の文化の隔たりに翻弄され、疲れ果てる主人公の気持ちが痛いほどよく分かりました。そして、日本に送り返された後に死亡してしまう彼の日記には『同じ運命を辿ってはならない』と私に忠告してくれている」と感じた。

そして、『風立ちぬ』は読めば読むほど、英語に疲れ、手術場で荒れた武の感覚を和らげてくれた。「詩人と呼んでいいくらいの堀辰雄の感性と、彼が描く世界観は私に郷里・鹿児島の緑豊かな自然や山河の香りを思い出させてくれました」。

若さで充ち溢れた武でさえ、過労でへとへとになっていたが、この三冊の文庫本が支えとなって、無事にインターン修了証を手にすることができたのである。

〝反骨精神〟で二度目のアメリカ留学

リバーサイド病院での留学経験は武にとって貴重な財産となった。一九六〇年代の日本の医学がアメリカと比べて約十年は遅れていることを知ったからだ。しかし、休みのない過酷な現場、一向に伸びない英語力、「日本で臨床経験を積む方が習得するものが多い」と話す在米先輩医師の助言もあり、武は帰国を決意する。このころになると、日本でも英語でカルテを書いても良いことになっていた。

日本に帰った武は母校・九州大学医学部の小児科教室で小児科医の専門医コースを歩むことにした。大学では専攻の研究分野を選ぶことになっていたため、当時は「不治の病」とされていた白血病を主体とする小児血液学を専攻した。実母を病気で亡くした武にとって、将来の可能性を無限に秘めた子供たちの命を救うことが何よりも喜びであった。

結果として八年間、日本で血液学に関する臨床的経験を経て、知識を蓄えた武は再度のアメリカ留学を志願する。一度目の留学で辛酸をなめた武にとっては、依然としてアメリカの医学から学ぶべきところが多々あることを無意識に感じていたに違いない。「やってやろうじゃないか！　まだまだ勉強しなければいけないことが山ほど残っているんだ」――。

武はクリニカル・フェロー（患者も診療しながらレジデントを指導する地位）

で、いくつかのアメリカの大学に応募した。これも武が持つ〝反骨精神〟の表れと言える。

ミシガン州デトロイト市のミシガン小児病院への留学

「昭和三十八年から昭和三十九年までの一年間をリバーサイド病院で過ごしていましたが、次には日本で臨床医療に関する腕を上げ、今度は血液学の専門家として一九七二年（昭和四十七年）から一九七三年（昭和四十八年）までの間、リバーサイド病院があるオハイオ州の隣の州、ミシガン州のデトロイト市にあるミシガン小児病院に留学しました。この病院はウエーン大学の教育病院で、アメリカでも三番目に大きい小児病院でした。もちろん、英語という不安要素もありましたが、このころは日本で多くの経験をしていましたし、血液学に特化した専門の勉強をしていましたから、一回目のときよりもかなり楽でした（笑）。ただ、ここでの留学により、医学上の収穫は非常に大きかったのです」。

アメリカ五大湖のヒューロン湖とエリー湖を結ぶデトロイト川沿岸にあるデトロ

イト市。この中心地に武が留学したミシガン小児病院はある。このときに武が師事したのが、ドイツ人医師で世界的に著名な〝血液学の権威〟であったゾールツアー教授だ。同氏は後に国立衛生研究所（National Institutes of Health）で心臓・肺・血液分野のディレクターになった。この教授の下にはアメリカのみならず、ヨーロッパ各国から小児血液学の専門医が集まっていた。

ミシガン小児病院の血液学部門は病院の看板部門と言われ、ボストン小児病院と競り合う業績を誇っていた。先代の部長は「クーリー貧血（ヘモグロビン遺伝子の異状による貧血）」で知られるクーリー医師だったが、その後、ゾールツアー教授が引き継いだ。当時のフェローの平均年齢は三十四歳で、旧西ドイツ、イタリア、エジプト、ブラジル、タイといった国々から五年から十年ほどの血液学の経験を持った人々が在籍しており、そのバラエティは全米で一位、二位と言われていた。

クリニカル・フェローである武の仕事は、血液病の外来患者の診察とレジデント（医師国家試験合格後に、臨床トレーニングを積むために一定期間、研修医として勤務した後、さらに専門分野の知識と技術の修得を目的に行う研修制度）の指導だ。このときの血液学のフェローは六名、交代で当直もしていた。

しかし、インターンの場合とは異なり、第一線で診ることは少なく、レジデントが分からない症例で意見を求めてきたときに、診察や検査をしてコンサルテーション・シートに武の診断と治療方針を書く仕事が主であった。ただし、休日や夜間の血友病患者の治療と、重症の黄疸児の交換輸血はフェローの仕事となっていた。

十年ぶりのアメリカ留学で武が非常に驚いたことがあった。

「とにかく医学界のいろんな面で大きな変化が起こっていました。まず医学校の激増です。日本と同じ現象ですが、一九六〇年代末頃からアメリカでも医師不足が叫ばれ、医科大学の新設や増員が行われました。その結果、医学校は八十六校から百十三校に増え、卒業生も十年前に比べて五割増となったのです。それでも足りないとして、医者と看護婦の中間的な仕事をする職種もつくり始めていました。医学部への入学も狭き門となり、授業料も十年前の二倍でした。しかし、それだけ学生も熱心で、私は二年生の血液標本実習の指導教官をしていましたが、日本とは異なり、とにかく時間一杯まで質問をどんどん浴びせられました。アメリカ医学界がたった十年で劇的に変化したということです」。

武が日本の医学界に必要不可欠な改革の一つに「学閥の打破」を強調しているの

は、ミシガン小児病院での経験から得たことに基づいているのである。

実力だけが評価されるアメリカの医療界

「日本のように、どこの大学を出たとか、どこの医局にいるとか、そんなことは一切関係ない。アメリカで問われることは、どの程度診療の腕があるか、スタッフやコ・メディカルの人たちとコミュニケーション良く協調してやっていくことができるかどうか。ただそれだけなんです」。

武はアメリカの医学・医療の全てが優れているとは考えていない。救急室の入り口で保険に入っていなかったために門前払いされてしまう患者も何人も見てきた。また、四十余年にわたって高騰してきた医療費、複雑極まりない健康保険や社会保障の在り方など欠点はいくつもあるのだ。しかし、アメリカにあって日本にない長所は、病院の在り方や運営の手法が全国どこの病院でも統一されていることだ。全国どこの病院に行っても、すぐ翌日から前の病院と同じやり方で診療ができるのである。

そして、もう一つは学閥がないことだ。一つの病院には数多くの大学卒業生がおり、中には外国の医学部を卒業した者もたくさんいる。彼らは競争し合いながらも連携して仕事をしていた。

「お前はどこの大学出身だ?」ではなく「どの程度の腕を持っているか?」「他のスタッフとどれだけ協調して働くことができるか?」が重要なのだ。「日本に帰ったら学閥をなくす運動を始めなければ日本の医療はダメになる……」。武は強く心に思った。

その一方で、インターン制度が武の〝経営者〟としての素養をつくりあげた。

「二度にわたるアメリカ留学の経験は、私が院長になってから非常に役に立ちました。というのは、外国から来た医者はみんなインターンから始めないといけなかったからです。インターンというのは内科も外科も産婦人科も小児科も、一年間で全科をくまなく回るのです。産婦人科での勤務も日本とアメリカで二度経験しています。それから外科の現場での医師としての経験を積んでいる。そうなると、外科の仕事がどんなもので、産婦人科にどんな患者さんがくるか、お産がどれだけ大変なものなのか、ということを肌で知るわけです。

小児科のことだけではなくて、他の科のこともわかった上に、日本とアメリカの医療の違いも知ることができたのですから、この十五年の院長業では、二度にわたるアメリカ留学の経験は大きく役に立っています」。

若い頃は、アメリカ留学に対して、武は他の人に比べて人生の歩みをロスしたと思ったこともあった。小児科の道だけを専門医として進んでいけば、誰よりも早く小児科の分野のオーソリティ（権威）になる自信もあった。それなのに、あえて回り道を選び、産婦人科や外科といった全ての医療分野に携わった。しかも二度もである。インターン制度は日本では一九六五年（昭和四十年）にはなくなったので、それ以降の人たちは小児科にストレートで入った。この差は大きい。武は二〇〇六年に四十年ぶりに再開された日本の新臨床研修制度に大賛成である。

武はこう言う。

「アメリカという国は〝日進月歩〟の如く変化していく国です。したがって、二度も違う立場でアメリカの医療を見て、その長所や短所もきちんと知りました。やはり、その国の歴史と地理と経済状況に相応しい態勢が一番良い医療であって、なにもアメリカの真似をするのが良いとは限りません。しかし、〝学閥〟という日本の医療界に蔓延する悪しき習慣は絶対になくさなければならないと確信しました。それを確信することができたのはアメリカへ留学したお陰なんです。決してムダであったとは思いませんね」。

第6章

郷里の病院で理想の医療を

～帰国後、アメリカ型医療モデルを目指して奮起～

郷里の病院で人一倍働く

二度の米国での病院勤務を体験してから帰国すると、武は九州大学で講師になった。しばらくすると鹿児島市立病院小児科で働き口が一つ開いたために、骨を埋める覚悟でそこに入ることにした。

武は若い頃から生涯、勤務医で過ごす覚悟を決めていたから、念願の就職である。ここから二十四年間にわたる武の鹿児島市立病院勤務が始まる。

奇しくも採用日となった昭和五十二年二月一日は、武の四十歳の誕生日だった。武はかねがね、大学で勉強するのは四十歳まで、それ以降はより患者さんに密着した市中病院での医師生活を望んでいた。

だが「学生時代に考えていた市中病院と現実とは、知れば知るほどかけ離れたものでした」と武は言う。特に二度にわたる米国での病院勤務経験があるだけに、日本の市中病院のマンパワーと設備の遅れは米国の病院とは大きな落差を感じ、ときに絶望感を抱くほどだった。

当時、鹿児島市立病院の小児科には病床は十九床しかなく、医師は二人だけという小さな小児科だった。

そこで、武は、とにかく毎日コツコツと仕事をして、患者さんからの信用を得るように努めた。赴任して最初の二年間は、それこそ土曜日も日曜日も祭日も、病院に出勤した。といっても、もともと小児科医が二人しかいなかったから、休みの日でも入院患者は診察しなければならなかったし、平日の夜間も急患があれば呼び出された。一晩おきに、夜勤の当直か、「宅直」という自宅待機の日々が続いた。

「夜、患者を診て、次の朝からまた患者を診ているので、院長は『宅直せよ』と言うわけです。宅直というのは、自宅にいても急患が病院に来たら出て行って診なくてはいけませんから、決して楽ではないわけです。診察して家に戻ったらまた来てくれということになりますからね」

それはともかく、小児科は病院の中でも特に急患が多い。急患の四割は小児と言われる現状だが、小児科の医師はどこもその病院の五％ぐらいしかいないのが現実だった。

しかも鹿児島市立病院で働く医師の大部分は、鹿児島大学医学部の卒業生か、もしくはその医局から派遣された人であった。百人近くいる医師で、武と同じ九州大学卒業は三人しかいなかった。

「九州大学の系列病院ならば、先輩や後輩がいて、私の過去の業績や実力は知られていますが、鹿児島市立病院では自分が一生懸命仕事をして評価を上げるしか自分を認めてもらう手段は無かったんです。それで私は、人よりも五割多く働いてみせることにしたんです」

こうした武の頑張りに、院内のほかの医師や看護師、その他の職員からの評価は徐々に上がっていった。そうしているうちに、小児科の患者数は武が入った頃と比べてほぼ三倍にまで増えていった。

患者が増えると逆に問題になったのが、入院するためのベッド・病床数が足りなくなってくること。武が入った頃は、鹿児島市立病院の小児科の病床数は十九床しかなかった。これに対してはしかし、患者団体の運動がだんだんと高まり、小児科の病床を増床する要望が漸く通り、昭和五十八年には小児科の病床は一気に五十床に、小児科医も全国から研修医を入れると十一人に増やすことができた。

徳之島の五つ子

鹿児島市立病院で特筆すべきことは、昭和五十一年（一九七六年）、日本で初めての五つ子の誕生があったことである。

そしてそのわずか五年後、今度は武が小児科の現場で働いていたさなかに、第二例目の五つ子が鹿児島市立病院から誕生した。徳之島の上木五つ子（男子二人、女子三人）である。五つ子の主治医となった武は、兄弟同士で病気を移し合わないように細心の注意を払った。

普段の武は、小児白血病を始めとする小児がんの患者の治療に当たっている。とても厳しい場面に直面することが多い職場であることは想像するに難くない。武は「約二百五十人の治療に当たりその四分の一は治癒しています」と語る。その中で、こうした生命の奇跡である誕生、それも世界でも珍しい誕生に立ち会えるのは、小児科冥利に尽きる場面と言えるだろう。武は徳之島の五つ子を「みんな私の家族のような存在です」と言う。

徳之島の五つ子が誕生すると、同じ病院から立て続けに五つ子が誕生したということでたちまち、鹿児島市立病院の名前が広く全国にも知れ渡ることになった。

実は当時、不妊症に対して広く排卵誘発剤が導入されるようになったことから、全国各地で四つ子や五つ子のニュースがその後、相次いで聞かれるようになっていく。しかし、全員が無事に育った例は多くはなかった。

鹿児島市立病院での二例に次いで、同じ年の昭和五十六年には、東京の日赤医療センターで、国内三例目の五つ子が誕生した。このことは逆に、鹿児島市立病院に一層のスポットを当てることになった。つまり当時から高い医療レベルで知られていた東京の日赤医療センターに先んじた、ということで、鹿児島市立病院の未熟児医療のレベルの高さを尚更、世の中に認知させることになったからだ。

当時、鹿児島市立病院は既に、鹿児島県下の未熟児医療の約八割を担っており、特定の医療科の機能を一病院で集中的に担う日本でも有数の公立病院に成長していた。二度の五つ子誕生という世界的にも珍しいイベントは、実は起きるべくして起きた出来事だった。

小児科部長時代に実感した病院改革の必要性

「大学病院を除いて、鹿児島市立病院を九州一の病院にしようと思っていました。赴任して六年目、昭和五十八年からは経営の勉強を自分で始めたのです。それはなぜかと言えば、自分一人で一生懸命良い医療をしようと思っても、一人で頑張ってもどうにもならない状況があるからなのです」

武はこう、一小児科医から病院経営のトップを早い時期から目指していた理由を話す。

武は小児白血病などの小児がんの治療が専門だったが、この分野で満足な医療を行うためにはどうしても、個室の病室が最低十室は欲しかった。加えて、無菌室や専用の機械なども必要だった。鹿児島市立病院には当時、小児科の個室は一室もなかったからだ。院長に個室を作ってくれと頼んでも、要求はなかなか通らなかった。当時の病院の経営状況ではとてもそこまでの余裕がなかったのだ。

武は次第に、経営が良くなれば良い医療が提供出来るようになると確信するようになっていった。

「私の考えは、経営を良くするということだけではないのです。根本には医療、病院を良くしたいということがあるんです。しかし、良い医療を提供しようとすると、必ず経営が良くないといけない、というところに突き当たります。経営が良くなければ必要な機械も買えないし、優秀な人も揃えられません。これはあらゆる企業活動にも通じることですね」

しかも、病院の経営は一般企業以上に難しい。経営学者のピーター・ドラッカーは『病院をうまく経営できる者ならどんな企業でも経営できる』ということを指摘しているぐらいだ。

日本はこれまで、護送船団方式で経済、それに社会システム全体を運営してきた。医療の分野も全く同様である。薬価差益や医師優遇税制などに守られてきたために、過去三十年ぐらいの間は、そんなに経営能力がある人でなくても病院を経営することができた。ところがここ数年の間に急速に日本の病院経営の問題が吹き出してくるようになった。中でも枯渇する地方財源の問題がクローズアップされてくるに連れ、自治体病院の経営の厳しさは年々深刻になっている。

そうこう、いろいろ考えているうちに、武は、結局「いっそのこと、自分が病院経営者になればいい」と思うようになっていった。「ほかの人が経営者になるよりも、自分が病院経営者になったほうが、絶対に良い病院にすることができると考えていました」。

武はこうしていつの日か、病院経営者になるという夢と目標をもって、日々の仕事に取り組むようになった。そうすると不思議なことに、日々の問題や無駄なことに対してこれまで以上に気がつくようになった。病院経営に対する問題意識はどんどん蓄積され、深められていった。

夢と目標をもって日々行動すること。そうすればその目標が必ず何らかの形で叶えられることを武の行動は示している。

今や、鹿児島市立病院の小児用の病床数は八十床の未熟児病床と小児外科を含めて百五十床。公立・公的病院の中では全国一の規模だ。中でもＭＩＣＵという重症未熟児用ルームの病床が三十二床あり、これも全国一という規模。鹿児島市立病院は小児病院の機能を有する総合病院として今や、全国にその名がとどろく存在となった。

米国の医療が全て良いわけではないが…

病院はしかし、ただ規模が大きいだけではいけない。問題はその経営の中身だ。米国での医療を経験している武にとって、日本の医療はこの当時、米国から五年は遅れていると感じていた。もちろん、全ての医療が米国では日本より優れているとは決して、武は思ってはいない。米国では、保険に入っていないために、病院の救急室の入り口で、本当に門前払いをされている患者を、武は実際に何人も見ていた。いま米国から日本に向けて、ひたひたと押し寄せて来ている〝自由診療〟の波に対しても、武は懐疑的だ。

だが、米国の医療が日本と比べて優れている点は、日本のような学閥は存在しないことだ。

特に学閥が強く残っているのが自治体病院を中心とする公立病院である。

鹿児島市立病院も例外ではなかった。鹿児島市立病院は、鹿児島大学医学部の医局がその人事権を実質的に握っていた。つまり武は鹿児島市立病院の中では主流の学閥、派閥ではなかった。

それだけに院長になってからというもの、武は「この八年間はものすごく苦労しました」と回想する。

武が院長になったのは五十六歳のとき。年上の部長はそのとき六人もいた。それでも武に経営が任せられたのは、病院内の幹部会議などの席でいつも「どうしたらこの病院がより良い医療を提供できるか」と、自分の科の利害ではなく医療の基本線に立って発言していたからだ、と今では感じている。

日本の公立病院の多くは大学の学閥に支配されている。その中で学閥を超えて頑張ってきたのが武の強さだが、武は違う学閥の自分を理解して支えてくれた職員に対して、今も感謝の気持ちを忘れていない。

医師を動かすのは看護師だ

鹿児島市立病院で、米国の小児科と同じレベルの小児医療を目指そうと奮闘していた武にとって、その少ない医師の数をカバーしてくれた、やる気のある看護師たちには、大いに助けられたという思いが大きい。

「白血病をはじめとする小児悪性腫瘍を専門にしていたので、看護師に対しても私は、当時の最新の化学療法のやり方と副作用の注意点などの講義をしてきました。これにはよくついてきてくれたと思いますし、彼女たちのやる気がなかったら、十年に渡って、毎年、鹿児島県で発生する小児悪性腫瘍の六〇％を鹿児島市立病院で治療することはできなかったと思います」

小児科に限らず、どこの病院でも看護師が医療の現場を支えているという事実を、武はもっと国民に知らせる必要があると考えている。

武は、「病院の質を決めるのは個々の医師の腕よりも看護師の質である」と昔から考えてきた。看護師の働きぶりや気配り一つで、患者からその病院に対する評価が段違いに変わってくる。どんなに腕が立つ医師がいても、それだけでは良い医療はできない。チームとして良い動きができない病院は良い医療ができない。今の医療はチームワークの上に成り立っているからである。その中で看護師が果たす役割は非常に大きい。

「日本の病院に看護師の副院長の第一号が出現したのは遥か二十年以上も前のこと

です。それからは長い年月が経っているのに、日本では一向に看護師副院長が増えていないのが現状です。特に自治体病院の場合、全国に一千以上もあるのに、看護師副院長がいる病院は数えられるぐらいしかありません」と武は嘆く。

病院の中で最大の集団である看護師の声が病院の運営や経営に反映されるようになったら、医療の質はどんなに良くなるかと、武は鹿児島市立病院小児科での長い勤務の中でずっと考えてきた。

そして院長になった在任中、看護師の中から副院長を一人置くことを各方面に働きかけてきた。しかし「なにぶんにも男尊女卑の土地柄なんでしょうか」、鹿児島では、武の在任中はついにそれを実現することはできなかった。

第7章

自治体病院改革の原点
～鹿児島市立病院の健全経営化への道筋～

類似病院の徹底比較

平成三年度（一九九一年度）、武が鹿児島市立病院に勤務して以来初めて、病院は赤字に陥った。平成五年から同病院の病院事業管理者兼院長になった武の改革が始まる。

病院事業管理者というのは、会社にとっての社長もしくはＣＥＯ（最高経営責任者）に当たる存在。知事や市長からその管轄病院の経営に関する全ての権限を委譲されているいわば病院の経営者だ。病院事業管理者を置くためには地方公営企業法の「法の全部」を適用して、いわゆる「全適」の病院になればどこの自治体病院でも可能だが、当時は「全適」病院を採用するのは全体の一割弱だった。

武は、病院経営が困難な今の時代には、どこの病院も経営改善の取り組みを必死に行っていると考え、まず全国にある同じ規模の自治体病院の徹底調査を行うことから始めた。良いところはどんどん真似をして、悪いところは切り捨てていく。これが経営改善の近道だと考えたからだ。

まず自治体病院の各種データが掲載されている「平成四年度版・地方公営企業年鑑（病院編）」という本から、各県を代表する全国五十の自治体病院を選んで、医業収益比率、医師・看護師一人当たりの収益、職種ごとの給与、手当、薬剤費など、百六十二項目の指標をコンピュータに入力していった。いま流行のベンチマーキングを二十年前からやっていたのだ。鹿児島市立病院が、類似病院の中でどういう位置にあるのか、これで一目瞭然となった。さらにこれを昭和五十八年からのデータも付け足していき、時系列で分析していく作業を加えた。

この分析を行うことで、今度は、鹿児島市立病院において偏りのある指標については、それを是正していく取り組みに移ることができた。

武はこの作業を通じて「経営の良い病院は一様に似ているが、経営の悪い病院はそれぞれ異なった要因で経営が悪い」ということを発見した。これはロシアの文豪トルストイの有名な『アンナ・カレーニナ』の冒頭の一節「幸福な家庭は皆同じように似ているが、不幸な家庭はそれぞれにその不幸の様を異にしている」をもじったものである。

もちろん経営の内容の善し悪しを判断するのには、数値だけではわからないことも多い。

そのため、武は、自分自身の足で他の病院を見て回ってくることに加えて、職員に対して、学会などで地方に行く機会がある際には、その現地の自治体病院をこっそり覗いてくることを命じた。

また製薬会社のプロパー（＝MR、医薬情報担当者）が他の地域から転勤して挨拶に来た場合は、今までいた地域の自治体病院について知りうる情報をできるだけ教えてもらうようにした。

こうして得られたライバル病院の普段の素顔を知ることで、各指標との関連性をそこに重ね合わせることで初めて、その病院の本当の経営の善し悪しがわかってくる。

コスト意識を持ち、収入を増やす

「例えば、今年は閏年で嬉しいですね、こう思わない人は本物の病院経営者ではないんですね」

病院勤務者でこう思う人は少ない。閏年は一日多いから、逆に今年は一日余分に働かなくてはいけない、とガッカリする人の方が多いぐらいだろう。民間の一般企業の経営者ならば、この閏年が嬉しいという意味はよくわかっている。つまり、一日営業日が多くなるから、収入もその分、多くなるからだ。武の発想も全く同じだ。「五百床以上の病院はそれだけで5000万円、収入が違うんです」。病院のコストは人件費が半分を占める。しかし月給制だから閏年だといって給料を一日分多く支払う必要はない。

こうした経営感覚を、トップだけではなく、職員一人ひとりに持ってもらう。コストということを意識して日々業務に当たってもらうだけで、年間のコストは大きく変ってくる。

地方の過疎化の問題、施設の老朽化、高齢化の進展や民間病院との競争の激化などによって、地方にある自治体病院の経営は年々、厳しくなる傾向である。経営が厳しくなったのは決して鹿児島市立病院だけのことではなかった。そうした中で、今から十五年ほど前の平成三年（一九九一年）、日本の経済はバブル崩壊の課程に突入した。

国は財政出動によって地方に資金を潤沢に供給し、公共事業によって景気のテコ入れをしようという施策を強力に押し進めた。その結果、自治体病院への地方自治体の一般会計等からの繰入金（補助金）も年々増額していった。ところが平成十二年（二〇〇〇年）頃までは、各地の地方自治体から自治体病院へ繰入金が増額していっていることに関しては、大して論議されずに過ぎていった。皮肉にも、財政の規律が緩んだことで、本来厳しいはずの自治体病院の経営は放漫さを助長させることに繋がっていったのである。

全国の自治体病院への繰入金は平成十一年（九九年）にピークとなり、総額5657億円に達した。その後は漸減の傾向が続いており、平成十八年（〇六年）は5235億円にまで収まった。ただこれは自治体病院の経営が改善していったからではなく、これ以上財政負担ができない自治体の厳しい台所事情が背景にあるのに過ぎない。

こうした中で武が経営改革に乗り出した鹿児島市立病院は、武が院長兼病院事業管理者に就いた平成五年以降、在任した八年間、収益に占める繰入金の比率をずっと落としていった（別表参照）。

武がフルに在任した最終年である平成十二年度で見ると、自治体病院の収益に占める一般会計等からの繰入金の比率は、全国都道府県立病院の平均では二六・一％、政令指定都市立病院の平均では二一・二％、市立病院の平均では一二・四％、町立病院の平均では一五・四％となっており、鹿児島市立病院の一・三％という数字がいかに低いものであるかがわかる。この繰入金の低さは、五百床以上の大病院の中では少ない方から数えて二番目という数字であった。

どうやって武はこうした数字を残すことができたのか。

武が行った鹿児島市立病院での改革は、一言で言って、公立病院の経営に民間企業では当たり前の経営感覚を取り入れようとしたことである。年度別収支の金額の推移が表している通り（別表参照）、武はむしろ病院収入を増やしていくことに努めていることがわかる。ただそれは放漫に収入を増やすのではなく、職員に徹底したコスト意識を持たせながら収入を増やしていったことがこの数字から読み取れる。

こうした経営の感覚はもとより、りっぱな経営を行っている病院ではどこも自然に身につけているものであったろう。その中心となることは即ち、企業と同じように、日々の業務にコスト意識を持ち、企業にとっての顧客と同じように「病院にとって最も大事なものは患者さんである」という基本を守る——という方向に職員の意識を改革していくことである。

そうは言っても、病院職員の意識を改革することはそう簡単なことではない。

「医師や看護師を始めとする病院の各職種の職員は皆、国家免許を持った高度な知識集団で、それぞれにプライドがあります。単純に上からの命令や指示ではなかなか動こうとはしません。それで、それぞれの職場の状況を細かく分析して、ほかの類似病院と比較することで、どこがどう悪くなっているのかを一目瞭然に示したのです」

もともとプライドと誇りを持って職務に当たっている人たちである。武は数字を示すことで彼らが必ず動いてくれると考えたのだ。

こうした改革の取り組みを可能にしたのは、しかし、鹿児島市立病院がもともと、遥か昔の昭和四十四年（一九六九年）に、既に地方公営企業法の「全適」を導入していたことが大きい、と武は考えている。そういった先人の知恵が、早期の経営改善を実現する素地を作ってくれていた。

鹿児島市立病院の10年間の年度別収支表

（単位：千円）

年度	A 収益	B 費用	C=A–B 純利益	D 一般会計繰入金	D／A 収益に占めるDの比率
平成 3年	9,262,950	9,375,465	–112,515	340,070	3.7%
平成 4年	10,676,773	10,293,212	383,561	386,777	3.6%
平成 5年	10,879,373	10,767,738	111,635	323,626	3.0%
平成 6年	11,267,433	11,137,188	130,245	277,848	2.5%
平成 7年	11,422,597	11,371,508	51,089	301,866	2.6%
平成 8年	11,868,869	11,667,927	200,942	317,805	2.7%
平成 9年	12,162,963	11,892,177	270,786	270,505	2.2%
平成10年	12,201,500	12,098,645	102,855	167,262	1.4%
平成11年	12,115,226	12,056,297	58,929	164,153	1.4%
平成12年	12,320,138	12,158,776	161,362	163,160	1.3%

「私は鹿児島市立病院の職員が持っている独立企業体意識こそが、長年に渡って良い経営状況を存続させる基になっていると考えています」

先達の改革・先輩から学んだこと

武はこれまでに九州大学小児科医局から派遣され、福岡日赤病院、山口日赤病院、大分日赤病院、小倉市立病院、国立福岡中央病院などで経験を積んだ。そして一九七七年（昭和五十二年）、鹿児島市立病院に赴任し、以来二十四年間、そのうち最後の八年間を病院事業管理者兼院長として奮闘してきた。

今は健全経営で知られる鹿児島市立病院だが、昭和二十年代、三十年代は赤字経営が続き、一時は病院の廃止も真剣に議論されたという。しかし、この病院でも経営を立て直した先達はいる。昭和三十六年四月に、院内選挙で四十九歳の若さで選ばれた上高原勝美先生である。上高原氏は鹿児島市立病院の院長に就任するや、徹底した経営の改善策を実践していった。

上高原氏はまず、医療材料の無駄使いをなくすために医師、看護師に対して口うるさいぐらい教育を行った。また当時、愛知県の豊橋市民病院で行われ実績が上がっていた「医師診療手当制度」を導入した。それまで一般的だった時間外勤務手当を給付しない代わりに、医業収益の三％を医師診療手当の財源にプールし、その二五％を診療各科へ均等に分配、残り七五％を各科の医師の評価や医療収益に応じて分配する――というものである。これは実に驚くべきことに、民間企業と全く同じ発想に基づく極めて合理的な報酬制度と言えるもので、それがすでに公立病院の世界でも昭和三十年代に導入されているのである。

どんな制度かと言うと、一言で言えば、不必要な仕事をダラダラと行って時間外手当を稼ぐようなことを止めさせて、しかしながら人一倍働いてくれる医師に対しては少しでも給与面で優遇することで医師のモチベーションを維持することに狙いを定めたものだ。実際、この制度が昭和三十九年度から鹿児島市立病院に正式に導入されてから、病院の経営は大きく改善され、それまでに積もった累積赤字は一気に解消されたという。この制度はこれまでに内容に修正を加えながら現在まで続いている。

「今はあまり一人の人が長いこと同じ病院で院長をやるということは少なくなって

きましたが、私が院長になった頃は十五年、二十年と院長を続けている人がたくさんいました。そういう人たちから教えてもらったことはたくさんあるんです」と武は話す。「そういう先輩の教えをいただくということが大事なんです」。

優れた病院経営のノウハウは決して武の専売特許ではない。

武が病院の経営改革に取り組み出すきっかけになったのも、鹿児島市立病院の上高原院長の影響が大きい。

武はある日、小児科をもっとよくしたいと思い「いい医療機器が欲しい」と院長のところへ行って要求を出した。院長からは「小児科のためだけに予算は回せない。病院経営をこれで勉強しなさい」と言われ、同時に渡されたのが、この章の冒頭で先述した「地方公営企業年鑑（病院編）」（旧自治省編）だ。数字ばかりが並んでいる面白くも何ともない本だったが、各病院の事細かなデータがぎっしり詰まっている。眺めているうちに、この数字には病院経営の改革に生かせるヒントが隠されていることがわかってきた。

武は「それなら自分が経営を良くしていくしかない」と思うようになった。

常に患者さんの立場に立って

平成五年から鹿児島市立病院の病院事業管理者として病院経営の改革に当たってきた武は「常に患者さんの立場に立って医療行為を行う、という原点に立ち返ることから始めました」と話す。

たとえば平成九年からは、市民の中から病院に対して診療を始めとしたあらゆる病院のことについて率直な意見を述べてもらうための「病院モニター制度」を導入した。老若男女二十七人のモニターは市の広報誌を通じて募った。この人たちには病院に対しての率直な意見のほかに、直接患者さんから苦情を聞いてもらったり、自ら病院を訪れて問題点を発見したりしてもらうように依頼した。というのも今と違って患者さんの多くは自分が入院・通院している病院に対して苦情を言うことを遠慮することが多かったからだ。モニターを通じて厳しい意見も聞かれるようになった。病院にとっては辛い意見も多いが、こうした患者の生の声を聞かなければ本当の病院の改善を行うことはできない。

また武は、過去に鹿児島市立病院に勤めたことがあるＯＢとの連携を考えた。ＯＢ医師は当時、県内に約三百人を超えていた。そのうち親子で勤めたＯＢも約二十組いた。ＯＢと現役の医師の集いを始め、これに技師、薬剤師、看護師も加えていった。この会のメリットは、外からの目を通して病院に対するアドバイスをしてもらえる点にあった。また外来患者の紹介、入院患者の移動などもＯＢとの連携でスムーズにいくようになった。

鹿児島市立病院ではまた、九州の公立病院の中でも最も早く、ボランティアを取り入れていた。二度のアメリカ留学体験をしている武はボランティア活動を重く見て強く支持した。米国の病院では、受付からベッド周りまで日本では考えられないくらい多くのボランティアが活躍していることを武は目の当たりにしていた。

武は鹿児島市立病院で、小児がんを専門に扱ってきたことから、子供の勉強や遊びの相手としてボランティアの力を借りたいと思うことがしばしばあった。アメリカでは労働力としてより以上に、ボランティアの人たちの活動そのものが、患者さんやその家族に対する大きな励ましになることがあったからだ。

「無償で人のために尽くす精神は、何もキリスト教だけではなく、日本人には昔からあったと思います。徳行とか善行と呼ばれるもので、家の床の間には『積善之家有余慶』という掛け軸が掛かっていたものです。それが戦争に負けて五十年の間で、世の中の考え方が打算的になってきてしまったと私は思っているんです」

鹿児島市立病院には約五十人のボランティアの人たちが会員となって活動している。病院の受付に立ったり、リネンをたたんだり、小児病棟の子供の遊び相手などの活動を行っている。武は院長として、ボランティアの人たちが活動しやすくなるように、その調整役を果たしてきた。

「ボランティアの存在は、病院の誇りだと思っています。人は一人で生きているのではありません。どんな人でも、目に見えないところで誰かに助けられています。『神様や仏様』に生かされていることを日本人はもっと認識して、日本でももっと、アメリカ並みにボランティア活動が活発に行われるようになってくれることを願っています」

八年連続黒字化を達成──自治大臣表彰を受ける──

武が徹底したコストの削減などの取り組みと並行して進めたことでもう一つ強調しなければいけないことがある。「職員同士の和」の尊重と、愛社精神さながらの「愛病院精神」の醸成である。

民間の一般企業と同じで、所属組織への強い帰属意識を高めることは、その職員一人ひとりに組織全体のことを考えさせ、経営感覚を身に付けさせるのが狙いだ。そうすれば職員は自分一人や自分のテリトリーだけのことばかりではなく、組織全体のことを考えて行動するようになり、経営は自然と良くなっていく。

大きな組織を潤滑に運営するには職員同士の融和も大切である。そのためにも「愛病院精神」を醸成することは、病院の経営改善にとって必要な取り組みだ。職員の和を図ることと愛院精神の醸成は、いわば表裏一体の関係にあるとも言える。コスト削減ばかりが先行されると組織は往々にしてギスギスしたものになりがちだが、職員同士の融和が図れていればそれを防ぐことができる。こういうことは民間企業の経営指南書などでも一般的に言われることだ。

武の改革が成功したのは、こうした基本の取り組みを決して、ないがしろにしなかったからだとも言える。

病院は二十を超える異なった職種の人が働いている場だが、なかなか一堂に会するという機会がない。そこで鹿児島市立病院では、およそ三十年前から、職員のみならず、家族や外部委託会社の人も交えて大運動会を開催してきた。運動会は各職場から出された運営委員会で運営されるが、前日からテント張りなどの準備を行うので異なる職種の人同士の連帯感を高められる。武は二十四年間、この運動会に出場することを一度も欠かさなかった。「この病院で働く生き甲斐を感じる一時」であり、こうして根付いた良い風土・伝統は積極的に活用した。

こうした活動はまた、自然に愛病院精神を醸成させることにもなる。

愛病院精神が働いていると、職員はエキストラ・ワークをいとわなくなる。仕事に誇りと情熱も生まれ、そうなるとミスも自然に少なくなっていくだろう。

武のこれらの経営改革によって、鹿児島市立病院は、武が病院事業管理者兼院長だった八年間、一般会計等からの繰入金を減らしながらもずっと、黒字経営を維持することができた。こうしたことが評価され、平成十年には優良経営病院として鹿児島市立病院は自治大臣表彰を受けるに到った。

第8章

知事の三顧の礼で縁のなかった埼玉へ

～埼玉県立四病院の改革に当たる～

郷里と違う土地でこそ

平成十二年四月、病院改革を進めていた埼玉県に委任された委員会のメンバー三人が、鹿児島市立病院にやってきた。

鹿児島市立病院は当時、総病床数六百七十八床と九州一の自治体病院となっていたが、採算が取りにくいと言われる救命救急センターや日本一の周産期医療センターを抱えながら自治体からの補助もなくほぼ自己収支比率一〇〇％で運営され、それを八年間続けていたからだ。その秘訣を委員会メンバーは全国の優良な経営を行っている自治体病院に直接足を運び、調査をしていた。

武は埼玉県に対して①経営改革目標を設定せよ②地方公営企業法を「全適」にし、病院事業管理者を置け③類似病院と経営内容を徹底比較せよ④職員意識改革――県民の方を向いた医療を目指せ⑤総長・副総長は廃止し、病院長に権限と責任を一本化すべき――とのアドバイスを行った。その後しばらく、県からの連絡はなかったが、半年ちょっと経った十一月、武のもとに埼玉県から仰天の連絡が入った。

「アドバイスのほとんどを盛り込んだ改革案を作って県で公表したが、肝心の病院事業管理者の適任者がいない。ついてはあなたに埼玉に来てもらい、病院事業管理者をやっていただきたい」

結局、武は一年後の十三年八月、埼玉県立四病院（循環器・呼吸器病センター、がんセンター、小児医療センター、精神医療センター）の経営を任せられることになるが、それまでには若干の紆余曲折があった。

鹿児島市立病院の経営改革は順調に進んでおり、市長からも続投を望まれていたため、武は最初、この申し出を断った。しかし、翌年一月に上京した際、当時の土屋義彦・埼玉県知事に会ったときに、直接「ほかには候補がいないので、是非受けてくれないか」と頼まれ、武の心は傾く。

土屋氏といえば参議院議長まで務めた大物の政治家であり、当時、全国知事会の会長の職にもあった人。その人が全国を探し、自分に白羽の矢を立ててくれたことを武はとても名誉なことと思った。土屋氏はその後、全国市長会の会長を務めていた赤崎義則・鹿児島市長に会って、武の埼玉行きを懇願した。外堀を固められた武は、いよいよ埼玉行きを決意する。

二十四年間住み慣れ、夫人にとっても故郷である鹿児島を離れることは、武にとっては精神的にもたいへんなことであった。しかし、かねて、日本の公立病院の医療を改革しなくてはいけないと考えていた武にとっては、それを実践できるまたとないチャンスが巡ってきたことにもなった。「自分の郷里とは違う見知らぬ土地に赴いて、そこで改革を成功させれば、その改革は本物であることが証明される」と、武は思ったからだ。

鹿児島で埼玉新聞？

「病院の経営は遅れているから、その改革を行うことは実は簡単で、優れた経営マニュアルはいくつも出ているのだから、そのマニュアル通りにやれば成功するだろう、と思っている人が多いようですが、実際はそうではありません。もう、ありとあらゆる手を打ち、やることを尽くして、それでようやく改革は軌道に乗ってくるんです」

現実に、武の埼玉での改革の戦いは、武が埼玉に赴任する前から既に始まっていた。

まずは徹底した事前準備である。

「埼玉に行く前の六カ月の間には、やったことがいっぱいあります。まず、地元の地方紙である『埼玉新聞』を、鹿児島に六カ月間、送ってもらいました。何をするかと言うと、毎日、隅から隅まで目を通すわけです。そうやって半年も読み続けていると、もう三年ぐらいそこに住んでいた人と同じぐらい埼玉の人間関係や人脈の知識は十分に身につくのです」

地方紙は当地の各界著名人の動きを必ず丹念に追ってくれている。だから武は埼玉新聞を読むことで、埼玉県にはどういう分野にどういう著名な人がいて、どういう働きをしているのか、ということがつぶさにわかった。また地方紙は顔写真なども割と豊富に載せてくれているので、その人の顔も覚えられることも大きかった。

次に、埼玉県議会の病院に関する記録を十年分ぐらいまとめて送ってもらった。県議会で病院のことがどう討議されているかを知るためだ。

さらに武は、医師生活三十年の人脈を駆使して、特に製薬会社、医療機器会社、その他の医療関係者に頼んで、埼玉の県立四病院に関する情報をあらゆる角度から収集した。彼らは毎日、いろいろな病院へ出入りしているので、彼らがその病院のことについてどう見ているのか、という情報も貴重だと武は考えたからだ。彼らの中には写真を撮ってきちんとしたレポートまで作成してくれた人もいた。

もちろん医者については小児病院もがんセンターも武の専門分野であり、院内の人間関係や能力については十分に調べあげることができた。これらの調査から武は既に、職員の労働に対するモチベーションの開拓を早急に図る必要性や、施設ごとに独立採算制を取り入れるのが改革への近道である、という県立四病院に対する概括的な評価を、赴任前に得ることができた。

相手も徹底的に調べ上げていた

徹底的に下調べを行うというのは、戦地に赴いた武だけが行っていたことではなかった。迎える側の埼玉県の方も、当然のことながら、武のことは事前に調べ上げていた。それは当然のことである。仮に、首長がよそから引っ張ってきた人が汚職をしていたり、業者との後ろめたい繋がりがあったりするようでは、その累が首長にまで及んで共倒れしかねないからだ。それは武が鹿児島市立病院の院長になったときでも同じだった。武にはそういう指摘を受けるような業者との繋がりは全然なかった。

よそから人を引っ張ってきて改革をやらせれば、「しがらみ」がない分、改革がうまくいきやすいだろう。だがことはそう単純にはいかない。もし、その人の過去に業者との癒着や汚点があれば、たちまち改革に反対の勢力からは足下をすくわれかねない。リスクはそれだけ大きいわけだ。それだけに、見知らぬ土地から人を連れてくる場合はよけいに徹底的に調べることになる。

「私が違う土地でもちゃんと仕事を任せられたということは、それはそれだけで大きな名誉なことだったと思っています。少なくとも、首長の足を引っ張ることはないという判断をいただいたわけだからです」

しかも埼玉県の場合、県や知事以上に、より徹底的に武のことを調べ上げているところがあった。知事とは反対の立場をとる野党である。ある日、埼玉県議会では野党に当たる議員の関係者二人が鹿児島にまで足を運び、徹底的な調査をしていった、ということを後から政治および病院関係者から武は聞かされた。「何か見つかったら、その時は…」という理由があったことは容易に察しがつくが、武が既に敵地に乗り込む前に、埼玉県ではこうした政治の戦いが始まっていたのだ。

全国病院とのネットワークを駆使する

しかし敵陣がいくら徹底的に調べ上げてもホコリが出てくるはずはない。武の鹿児島での八年間、そしてその後行っていく改革は、むしろそうした業者との馴れ合いの旧弊を変えていくものと言ってもいいものだったからだ。

例えば、高額な医療機器の購入についてである。武はこれまで、鹿児島市立病院の院長兼病院事業管理者に就任以来、十五年間で、埼玉県の県立四病院、川崎市の市立三病院という、合計の八病院の経営改革に取り組んできた。その間に、医療機器をどれぐらい購入したか。総額は約155億円である。一年間の購入額に換算すれば、合計約22億円だ。

大規模病院の院長や理事長ともなれば、現場の医療機器の購入に際して、現場の人の声を無視していちいち細かい注文を付けるなどということは決してしない。つまり、この22億円の買い物をするときは、普通の病院ではいとも簡単に現場の裁量で決められてきたのがこれまでの大病院の実情なのだ。ところが武は、そんな簡単な決め方はおかしいと思ってきた。

「例えばＣＴスキャンを売っているメーカーは日本に大手でも六社もあるのです。自動車と同じで毎年、機種を変更をしています。今年はこういうふうに良くなったとか、こういうものを新しく付けますとか言って、盛んに宣伝に来るわけです。現場に任せておきますと、そういうセールスに幻惑されて、それを買ってくれと、院長のところに言ってくるわけですね」

これに対して武は、それまでの長い期間で培われた全国各地の病院とのネットワークを駆使する情報作戦に打って出る。

例えば、新年度になって新しいＣＴを買うことになった場合、どの会社のどの機種がいいかをまず、全国の病院の知り合いの病院長たちに「今年ＣＴを購入するとしたらあなたの病院はどれを選ぶか」と問い合わせをする。それで全国の約四十カ所くらの類似規模の病院の院長および放射線技師長の情報を武は取ることができる。そうするとだいたい、決まって上位二機種ぐらいに対象の製品は絞られてくる。もちろん性能だけではなく価格についても十分、吟味する。これだけのことで、医療機器の購入費用は一割ぐらい削減できる。22億円ならば年間ざっと2億円にものぼる数字だから、これはばかにならない。

良質でフェアな外注委託の選定

医療機器の購入のときのような目に見える製品があるものはいいが、問題は外部に仕事を委託するような場合である。公的機関が担うよりも民間が行った方が競争原理が働いている分、コストが安く抑えられる、という理由から近年、公立病院でも以前は職員が行っていた業務をどんどん、外注に出す傾向がある。

病院内の業務で外注に出されているもので一番多いものは、健康保険の診療報酬請求書を作る医事事務。これについては官民を問わず、ほぼ半数の病院は外部委託しているのが現状だ。次いで外部委託されている仕事で高額なものを順不同に上げていくと、清掃業務、警備業務、高額医療機器の保守点検、エレベーターの保守、コンピュータの保守、給食、白衣・リネン類のクリーニング、医療廃棄物の回収・

処理、カルテの整理――等だ。

これは病院に限らず、一般の企業でも同じことだが、外部委託の場合、機器や薬剤の購入よりもさらに契約が不透明になり易い世界があるので、外部に業務を委託する場合はよほど注意を要する。というのも、極端に安い値段で入札しておいて、後から「やっぱり出来ません」と断ってくることもあるからだ。そうすると二番手以下のところに任せなくてはならなくなるが、だいたいそういうケースの場合、最初の最低価格で落札したところはダミーの業者で、入札で二番手だったところからキックバックを受けていたりすることがある。

随意契約の場合は往々にして、発注者と業者との癒着もおきがちだ。採否の裁量を行っているものがキックバック（リベート）を個人で受けようものなら、言うまでもなく、自治体経営の公立病院の場合、それは贈収賄という恥ずべき法律違反が成り立つ。

だから一概に競争入札と言っても、価格が一番安いところに任せればいいということには決してならない。やはりいい業者を見抜くには眼力が必要になるということだ。

病院の場合、委託業者が一度その病院に食い込むと、その後は毎年、その会社との随意契約で委託がなされることが一般的だ。現場は診療報酬請求書作成でも、清掃でも、警備でも、その病院に慣れた業者が仕事をするほうがいいと思っている。業者が変わると仕事のやり方が違ってくるので不都合が生じると思い込んでいるからだ。

だがそうした認識は間違っていると武は考えている。

「これまでは、どうせ予算に組んであるのだからだいたいその予算の枠内で契約すればよい、という安易な契約が見受けられましたが、貴重な県民、市民の税金を使うのですから、委託会社を決める場合には、フェアな入札制にして良質な会社と少しでも安い契約をすることが、県庁や市役所の事務職の義務であるはずです」

ともあれ、そういう世界の中で現場のしがらみを断ち切る改革を行ってきただけに、その苦労は推して計られるものがあるだろう。

埼玉県立四病院では、武はこれらの外部委託業務の契約を全て見直し、入札の競争性を高めることに取りくんだ。医療事務についても大きな見直しを行い、例えば四病院を一社と共同の契約にすることでスケールメリットを出し、コストを下げる方法も取り入れた。そんなことでも年間数億円のコスト削減が可能になったのである。

「まずは宣誓書を読んで下さい」

武はまた、病院事業管理者になって以来、埼玉県立病院に新しく赴任して来た医師全員に面接し、そして埼玉県立病院で働く心構え、医師としての心得を約三十分間に渡って説くことを行ってきた。

「『私は県民の方を向いた、県民のための医療を行い、県民全体の奉仕者として誠実かつ公正に職務を執行することを固く誓います』――この宣誓書を声を出して読み上げない人には辞令を出さないことにしているんです」

これは数ある日本の病院の中でも、極めて希な取り組みの一つだ。なぜ武がそんなことをするのかというと、日本の医師は自分を送り出した大学医局の評価ばかりを気にして、また派遣された先の病院では自分の腕を磨くことばかりに熱を上げて働いている人がたくさんいることを、それまでの経験からよく知っていたからだ。

「この宣誓文は一般の公務員採用のときの文章を少し変えただけのものなんです。普通の公務員の時は読ませているのに、医師のときは日本全国どこもやっていない。いかに世の中が医師に甘いかですね」

「県民の方を向いた医療」を行ってもらうことを採用の最初の段階から意思表示して誓ってもらう。会社や役所に入れば、入社・入所時に大なり小なり何らかの研修がある。ところが医師は国家試験に合格すると途端に、一人前のような顔をして診療の現場に出てくるので、人間関係が未熟のままの人が多い、と武は感じている。

「日本では医師の採用時に面接をして評価をすることが非常に少ないのです。公立病院で面接をしているところは、調べたところ、全体の一割にも満たない。特に北海道や東北など医師不足がある地域では、大学から送られてくる医師は『ありがたい』と思うから、面接などを行うはずがありません。これではとても県民の方を向いた医療など期待できません」。

医師も人間だから、中には不適格者はいる。医師よりも前にまず、社会人として失格と見受けられる人も決して少なくない。

面接ではそれがいっぺんにわかってしまう。うわべだけ繕っても、武は面接すればそれを見抜いてしまう。

「面接をすれば、この医師は時間にルーズだとか、対人関係が悪そうだとかいうことがだいたい分かります。そのような医師には『何回も遅刻をするとボーナスは10万円や20万円は下がりますよ』と言って、最初にしっかり教育をしています」

若い時についた悪い癖は一生続いてしまう。最近、日本では医療界に限らず、上司が部下に厳しく言わない傾向があるが、これでは若い人のためには良くないと武は考えている。

診療時間を増やす

埼玉では結局、百四十人ぐらいに武は面接した。

「私は、早く仕事にかかることは医療では非常に大事なことだと考えています。手術する前や、医療行為を行う前には十分に準備してから行わないといけないからです。だから少しでも早く病院に来て準備をすることは大事なことなのです。若い医師には、あなたは若いのだから朝七時には来なさい、あなたは真ん中ぐらいの年齢だから七時半に出てきなさい、と言ってきました。これは世界中、若い医師が先に職場に出てくるのは当然のことなんです」

武は県民への医療サービスの向上を目指して、埼玉県立四病院では診療の開始時間を十五分早める取り組みを開始した。本当は武は三十分は早めたかったが、現場からの意見もあって中間の十五分に妥協した。

「日本の病院は時間にルーズなところが多いんです。それをまず、きちんと直すことから始めないといけません。病院の職員全体の意識を変えるには、まず医師から変わってもらわなくてはいけません。県立病院などの大きな病院にはどこも、診療所から紹介された患者さんが朝早くから来て待っているんです。早い人は朝七時半頃から来て待っている人もいます。それはそうですよね。例えば開業医からガンの疑いがあると言われて紹介を受けた患者さんだったら、気もそぞろで来るわけですから。患者さんは朝早くから来ているのに医師の方がのんびりしていたのだったら、患者主体の医療にはなりません」

こうした改革に対しては往々にして現場からいろいろな意見や反発が出てくる。単純に考えれば診療時間を増やすということは、現場にとっては労働強化に繋がるのだから、これは当然だろう。だがそういうとき、武は「あなたが医師になったのは、患者さんが苦しんでいるのを少しでも楽にしたいと思ったからではないですか？」と、根源に戻る話で問いかけてきた。そうすると、相手は、武自身が鹿児島市立病院でたった二人の小児科医で地域医療のために頑張ってきた医師であることをわかっているから、結局、大きな反発を受けずにみんなが武の改革に納得していったのである。

組織の長の二重構造へのメス

「病院は企業です。公立病院だって、地方公営企業法という法の下に運営される企業なのです。だから収入と支出のバランスが良くなければいけません。ところが、公務員というのは収入と支出のバランスということを余り考えない人種なんですね。公務員にとっては、予算というのはこなすだけ、使うだけのものになっているわけです。だからそういう公務員根性、親方日の丸意識で仕事をしているところはみんな、経営がおかしくなっています」

そういう公務員の生活にずっと慣れてきた人たちが、二年か三年でコロコロと職場を変わっていくから結局、責任を取らないで済む。こういう経営のやり方をしていれば、普通の企業が持っているコスト意識が働くわけがないはずだ。

平成十三年十二月、埼玉県議会は県立四病院の「地方公営企業法の全部適用」を決議した。そして初代の病院事業管理者として、武が就任したのである。いわゆる「全適」への移行は、武にとっては埼玉で改革を行っていくための必要条件であった。

当時、全適の病院はまだ少なかったが、優良経営病院の表彰も受けた鹿児島市立病院長時代の八年間、鹿児島市の病院事業管理者という立場も兼務していたことで、武は、「全適に移行したほうが自治体病院の経営改革はスムーズにいく」ことがわかっていたからだ。

なぜ「全適」に移行する方がいいのか。

一般の自治体病院の院長には、実際には経営の権限がないからだ。具体的には人事権も予算を作る権限も、契約を締結する権限も、およそ病院を経営していくために必要な権限は一切与えられていない。

「日本の自治体病院の経営がうまくいかないのは、経営責任の所在がはっきりしないからです。病院長には経営上の権限が何もありません。実際に県立病院の経営に権限があるのは県の健康福祉部長であり、その下にいる県立病院課長です。ところがその健康福祉部長は、多くは厚生労働省から派遣されて二、三年で交代していくので経営方針に一貫性がありません。そうではなくて、ちゃんと経営責任を持った経営者がいて、人事権も知事や市長から移譲されて任せられている人が病院経営を行えば、経営はずっと良くなるはずなのです」

しかも、当時の埼玉県立四病院にはそれぞれ、院長・副院長のほかに総長・副総長がいた。組織の長が院長と総長に分かれているのでは、職員にとってはただ組織の長が二重構造になっているだけで、全く非効率である。責任の所在がどちらにあるのかもよくわからない。

そこで武は、総長と副総長を四病院全てから廃止することにした。当時まだ定年でない人もいたが、辞めてもらった。これには相当大きな反発もあったが、武は断行した。

会社には社長がいて不祥事などが起きれば経営責任もとらされる。民間病院や私立大学病院には理事長がいて、経営方針は理事会で決められおり、その責任は理事長がとる。ところが、公立病院では、役所と病院に組織の長が分裂してしまっている。武はある地方議会で議員が県立病院の経営悪化に関して「誰が責任をとるのか」と追及してきた際、知事が後ろの健康福祉部長を振り返り、健康福祉部長はその後ろの院長の顔を振り返って見たのに結局、誰も答弁できなかったという話をきいた。

武は埼玉県立病院の病院事業管理者になったことで、まず組織の長を一本化することを断行できたし、これによって経営の意思決定を武一人に集中することで経営に関する全てのことを迅速かつ効率的に進めることができた。

「看護師副院長」の実現

武が米国で働いていた今から約四十年前から、米国では看護師の副院長が存在した。また病院の夜の責任は夜勤の看護師長が最高責任者となって、一般の医師を動かしていた。そのことを武は強く印象づけられた。

日本に看護師副院長が誕生したのは昭和六十二年（一九八七年）の東札幌病院が最初だった。その後、約十年間で日本にも約五十病院で看護師副院長が誕生したが、その後は横ばいの状況が続いた。

武は長い勤務医の経験から、そして十五年間で三県八病院の経営を実際に行ってきた経験から、「看護師副院長」を置くことが良い病院になるための必須条件だと考えている。

鹿児島市立病院に在任中はついにそれは実現できなかったが、埼玉では四病院とも看護師副院長を実現することができた。四病院全てに看護師副院長を設置することは、武が埼玉に赴任する前提条件だったからだ。

「医師は十年から二十年病院で働いていても、自分の専門の科の周辺のことしか知らない人が多いのです。それに比べて看護師は、いろいろな科を回りながら経験を積みますし、他職種との接触も多いので、病院全体を公平に見る能力を持つようになるのです」

病院には三十を超す異なる職種の人々がいて、それらの人が職種間の摩擦をかかえながら働いている。だから各職種の職場環境や不満についてよく理解している人が経営陣に入ることは良い病院経営とって絶対に欠かせないことだというのが武の主張だ。

危機に瀕した四病院の累積赤字を三年間で一掃

「病院改革は収支の改善を図ることのみが成功とは考えていません。医療の質を下げて経営の合理化を図るのならば、医者である私が管理者をする必要はありません。私が目指しているのは医療内容の充実と県民の皆さんに喜ばれる医療を行うことです。その結果、患者さんが増えることで経営の改善を図ることです」

武が就任する前、平成九年度には、埼玉県は一般会計等からの繰入金134億円を県立四病院に投入していた。巨額な財政負担である。武が就任してから、一般会計等からの繰入金を毎年、10億円近く削減する予算を組んだ。しかも決算数字を毎年、黒字にしながら、累積欠損を解消した。

武が埼玉県で行った改革は、基本的には鹿児島市立病院で行ってきた改革を踏襲してきたものである。それは納税者、地域住民の方を見た医療を徹底的に行っていく、ということだ。そのためには医師、看護師、病院職員はコスト意識を持って日々精進し、お客さんである患者さんにより多く来てもらうように努めてもらい、医業収入を少しづつでも増やしていく――という極々オーソドックスな取り組みを行っていくほかはない。

全国のどこの病院が優れた医療を行っているか。今やインターネットの普及によって、そうした情報がたちまち全国に流れ渡る。質の良い病院にこそ患者さんが多く集まるのであり、一人でも多くの患者さんに満足してもらうためには益々、努力が必要となっている。

武が改革を行った平成十三年度から十五年度の三年間で埼玉県立四病院合計の外来患者数は一〇・九%、入院患者数は三・八%増加した。全国的に見ても、この期間に患者数を増やした病院は少ない。これは健康保険の本人負担分が従来の二割から三割へ増えたために受診を控える人が増えた影響もあると言われるが、そうした逆風下で埼玉県立四病院は実績を挙げたわけである。これまで東京に出ていっていた患者たちが県立病院の質の向上を知って戻ってきたのである。

この結果、埼玉県立四病院の医業収入は三年間で一六・八%、約36億円増加した。患者数の増加の割合に比べても高い収益率となっていることは、コストがその分抑えられたということも一つにはあるが、それ以上に、医業収入の構造面において、より保険点数が高い高度な技術が要求される診療が多く行われたことを示している。

病院経営では収益が増えれば費用も比例して増える。平均して収益のうちのほぼ三割、三六％は薬剤・診療材料などの費用に消えていく。従って、この三年間に36億円の医業収益増となっていれば、費用はほぼ13億円増加していることになる。ところが埼玉県立四病院の平成十五年度の決算では、十二年度と比べて医業費用は7億円も減少している。増収を図りながらこれだけ費用を削減していることを勘案すると、実際にはこの間のコスト削減は約20億円に達していたことになる。ただ、この間には人事院勧告による減給があったので、その三年分4・9億円が含まれているが、それを除いてもコスト削減努力は約15億円に達していることがわかる。

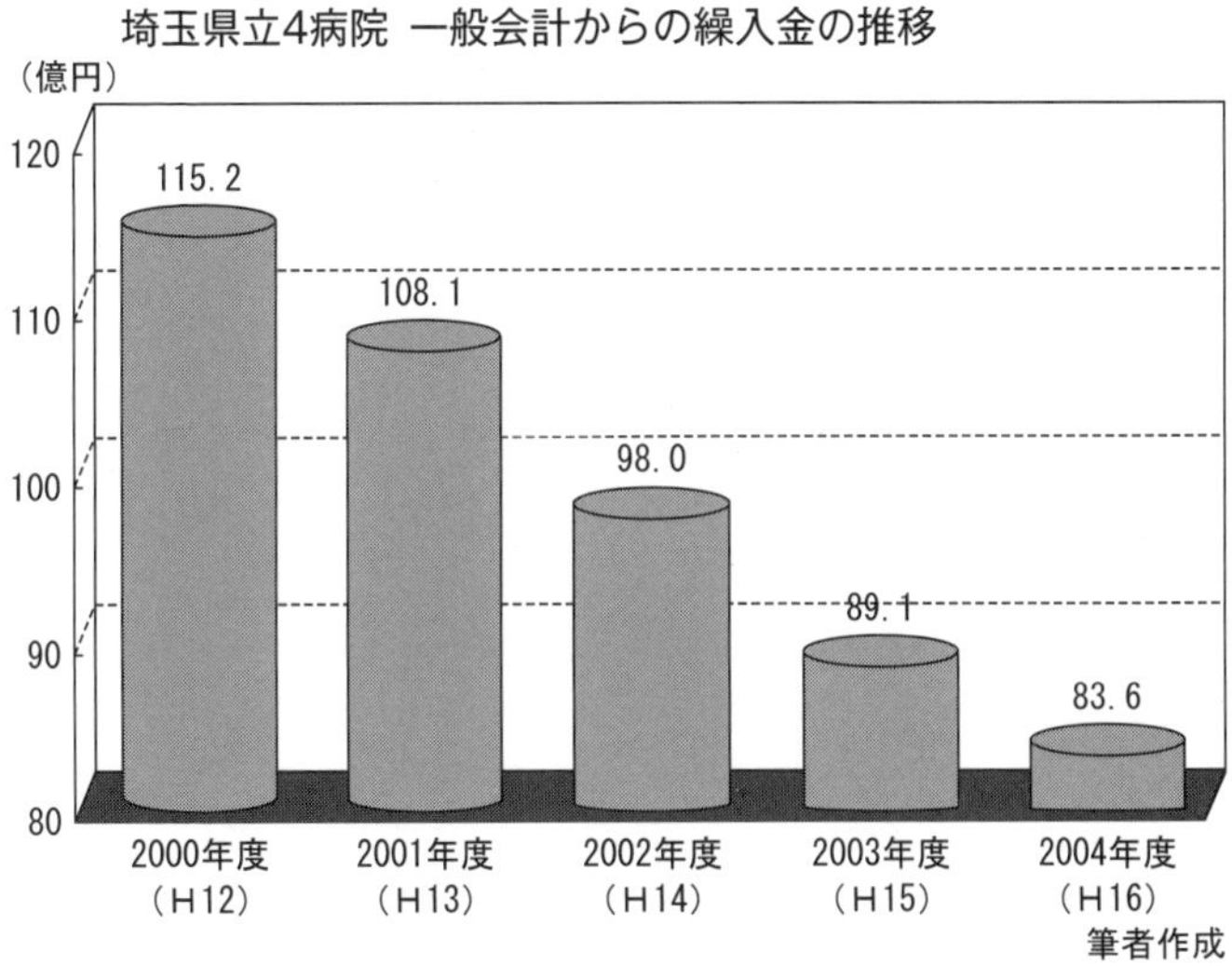
埼玉県立4病院　一般会計からの繰入金の推移
(億円)
120
110
100
90
80
115.2
108.1
98.0
89.1
83.6
2000年度
(H12)
2001年度
(H13)
2002年度
(H14)
2003年度
(H15)
2004年度
(H16)
筆者作成

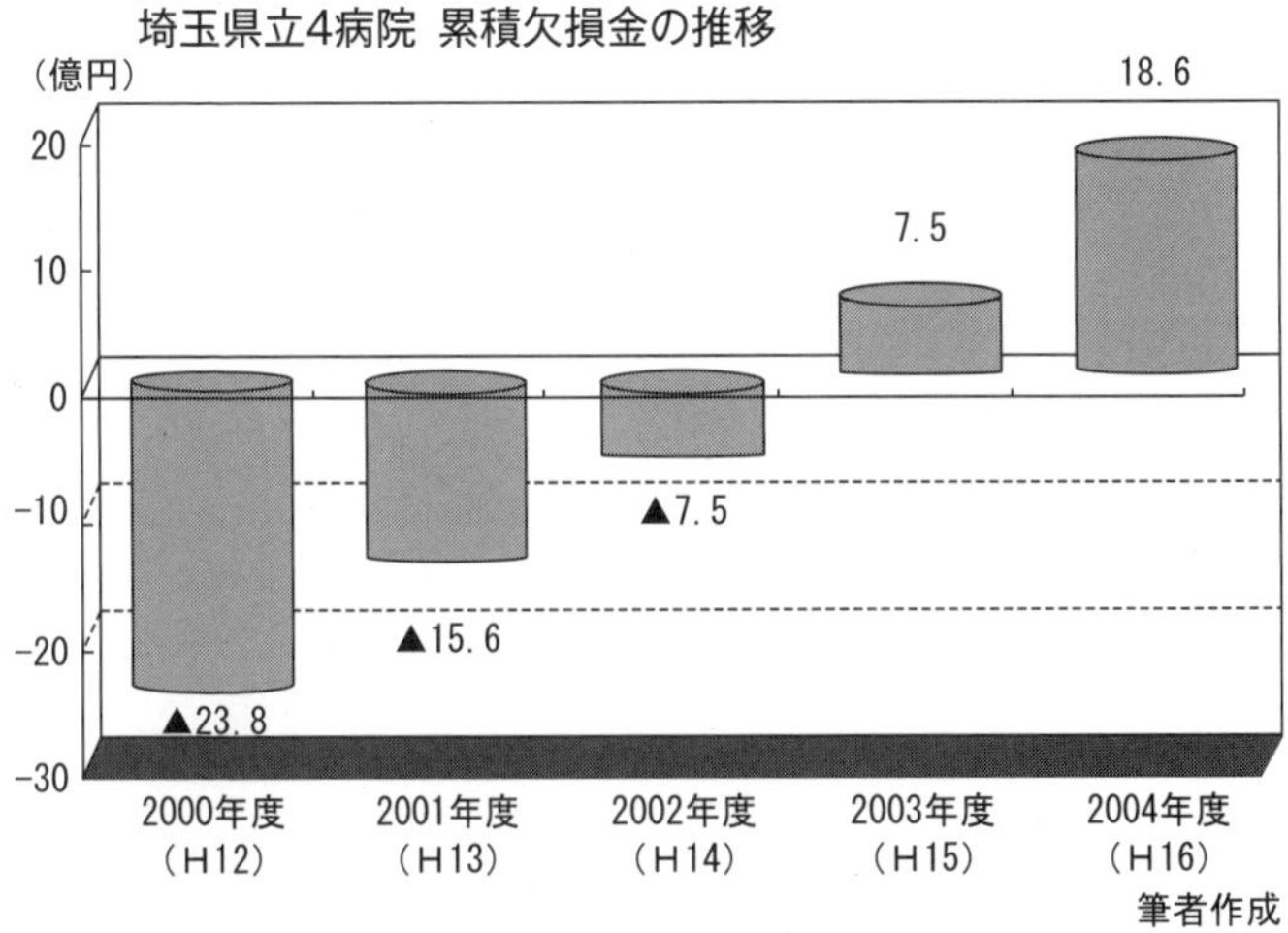
埼玉県立4病院　累積欠損金の推移
(億円)
20
10
0
-10
-20
-30
18.6
7.5
▲7.5
▲15.6
▲23.8
2000年度
(H12)
2001年度
(H13)
2002年度
(H14)
2003年度
(H15)
2004年度
(H16)
筆者作成

第9章

四年分の改革を三年で達成

～改革に道筋をつけた川崎市立川崎病院～

医業収支比率ワースト二位だった川崎病院

「県民・市民の血税によって営まれる自治体病院が根幹とすべきことは、県民・市民のための医療です。ムダを省き、住民に喜ばれる、良い医療を提供していけば、患者さんは自ずと増えて、経営は改善されます。改革と言っても、私は驚くようなことをしたのではないのです」

二〇〇五年四月、武は埼玉県立四病院の経営改善を実行、土屋知事（当時・故人）との約束が達成されたため、今度は阿部孝夫・川崎市長からの強い要請があった川崎市立病院事業管理者に就くことになった。

阿部市長は総務省から大学教授に転身した人であるが、地方自治についての見識・理解は全国の首長のトップクラスの人だった。ヨーロッパ諸国の地方自治にも詳しく、武はその見識にひかれた。

川崎市には当時、川崎病院（七百三十三床）と井田病院（四百四十三床）の二病院があったが（〇六年二月に三病院目として多摩病院を新設）、両病院で毎年合計

55億円前後の市からの繰入金で予算を組みながらも、七年連続の赤字決算が続いており、〇四年度には累積赤字が174億円に達していた。そこで川崎市でも、地方公営企業法の「全適」の適用を決断、自治体の首長に代わって病院経営の全責任を持つ病院事業管理者を置くことになった。その初代管理者として、埼玉県立病院の改革に成功していた武に白羽の矢を立てた。

武は、埼玉県立病院で行った改革と同じやり方で改革に乗り出すことにした。つまり、職員の意識改革を徹底し、患者の方を向いた医療を行う、という基本を貫くことである。

四月一日に赴任すると武はさっそく、五日には川崎病院、翌六日は井田病院で、全職員を集めて、両病院の経営分析と今後の経営改革の方針を、それぞれ約二時間に渡って講演した。その場には、阿部市長も同席してもらい、改革にかける首長の姿勢も示してもらった。

集まった職員の前で、武はあるスライドを見せた。全国五十の主な大規模自治体病院の医業収支比率の比較である。川崎病院は五百床以上の群の中で井田病院は四百床以上の病院でそれぞれ後ろから二番目という惨憺たる状況だった。

「自分たちの病院の置かれた状況、各病院と比べたときの位置づけを正しく知ってもらう。全職員に経営状況を細部にわたってオープンにしました。それで、どこにムダがあり、どこを改善すればいいかがわかります」

この赴任最初の講演が川崎市立病院の職員の意識改革に取り組む第一歩となったのである。

事前のデータ把握が奏功

江戸幕府は「民には知らせるべからず、依らしむべし」という方針で情報が庶民に伝わることを戒めていたが、その積もり積もった悪弊から結局、幕末を迎えることになった。今の地方自治体経営の病院にもそれと似たような状況があることを武は感じていた。

埼玉に赴任するときと同様、ここでも武は、事前の準備を怠らなかった。

実は武が鹿児島市立病院にいたとき、川崎市立病院は鹿児島市立病院と病院の規模や機能がよく似ていたので、市立の二病院である川崎病院と井田病院に関しては、二十年以上に渡る各経営指標のデータを持っていた。

「特に、川崎病院の武内可尚・元院長と、井田病院の岡島重孝・元院長には、たくさんの助言をいただきました。実は、おふた方とも、同い年の長年の友だちなんです。武内先生は同じ小児科で私と同じ歳ですから、もう三十年来の関係です。岡島先生は佐世保の出身で、全国自治体病院協議会の常務理事会では六年間、毎月、隣り合わせで座る仲でした。現職の院長では言いにくいことでも、退職者ですから、何でも教えてくれるわけです。新しいところに飛び込むときには、こうした準備をしてから行くのが大事です」

武が〝敵地〟に乗り込む前に事前の準備をしっかり行っていたのは、実は、赴任する半年ぐらい前から、武に対する怪文書が既に埼玉にまで乱れ飛んで来ていたからでもあった。曰く「阿部市長は鹿児島でも埼玉でも失敗した武という男を連れてこようとしている云々——」。

見知らぬ川崎という土地で、武のことについてよく理解している人は、実際にほとんどいなかった。しかし反対勢力が多ければ多いほど、やる気になってしまうのが薩摩人たるところ。〝敵〟はそれを計算していなかった。

労組の力が強い土地での改革

病院の現状をはっきり示した武は、職員たちを前にこうきっぱり話した。

「今、医療現場ではインフォームド・コンセントが主流です。つまり患者さんに病気の所在と重さをはっきり伝えて、治療方法は患者さんが選ぶ。病院の経営も同じです。今ある病巣を、切開手術で直すのか、化学療法で直すのか、それとも何もしないでターミナル・ケア（終末医療）に移るのか。選ぶのはあなたたちなのです。切開手術をするといっても、こちらが押しつけて無理矢理行ってうまくはいきません。よく考えてください」

川崎市は、かつては重厚長大産業を始めとする大企業やその下請けの製造工場が多く集まり、そこに働くブルーカラー職員の多くが地域住民として人口構成されてきた、言ってみれば工場城下町だ。全国の中でも旧革新系（旧社会党・共産党）が長く牙城とした自治体の一つで、選挙では労働組合が強く推す人が長い間、首長に選ばれてきた。

しかし、市の財政は年々悪化、隣接する東京に勤務するホワイトカラー系職員のベッドタウン化が進んだこともあり、多くの市民の間には労組系が推す首長に飽きがきていた。その流れの中で阿部氏が当選、武が呼ばれることになった。

こうしたこともあって当初は、自治体の組織自体に労組勢力が依然、根強く根を張っていた川崎市では、埼玉と違って武の改革はうまくいかないだろうと見る向きが大きかった。しかも、川崎市立二病院は自治体病院の中では珍しく、慶応医学部系閥の牙城でもあった。

だから武も、川崎に赴くときは相当な覚悟で臨んでいた。何かあったら相手と相打ちぐらいしてもいい、というぐらいの覚悟である。つまり、自分が辞任することにでもなったときは「組合の幹部も二人ぐらい辞めさせるぐらいの心構え」だったのだ。

まず手を付けたのが他の自治体病院では例を見ない特殊な勤務手当の数々の見直しである。

当時は自治労などの労組が強い地方自治体ほど〝どんでも手当〟が目立つ、といった記事が雑誌などにも取り上げられるようになってきていたので、武にとっては順風の流れもあったが、当初の現場から出てきた反発は予想通り、相当にきついものだった。

数字を突きつけて正論を通す

こうした地で改革を成功させるには、当該職員に対して正しい数字を示し、「これはおかしい」と納得させることが重要だ。もともと相手側の労組は理詰めで交渉するやり方に長けているのだから、こちらとしてもただきっちりとした数字で正論を通せば納得を得られやすいだろう。

また、継続してこうした改革を支持してもらうためには、当該自治体の首長たちからの信頼を得ることも武にとっては大事なことであった。これに加えて、武が苦労したのは、市議会である。

これに対しても武はやはり、川崎市立病院の経営の現状を示す細かい数字を全てオープンにする正攻法で臨んでいった。

こうして職員全員に自分たちが働いている病院の台所事情を知ってもらい、危機感を共有してもらうという武のやり方は次第に、現場の職員たちを動かしていった。武が就任したその年の十月には早くも、全国自治体病院の中でもトップクラスであった特殊勤務手当の削減が労使の難交渉の末に行われることになった。早期に改革の実績が出たことは、武の採った方法の正しさを証明して見せた。

民間企業でも痛みを伴うリストラを行う際には、そこで働く職員に対して経営がガラス張りであるかどうかがまず最初に問われる。そうでなければ、そのリストラは職員全員の理解を得られないだろうし、それを強行すれば職員の人心は荒廃して士気が低迷し、やがて経営はリストラを行う以前よりひどい状況になっていくことが目に見えているからだ。武の改革は優れて、病院経営も要諦は民間企業の経営と全く変わらないものであることを示した。

実は、川崎市の市立二病院の改革は川崎市にとっては、地方自治体改革の一つの試金石にしようという狙いがあった。

武が川崎市立病院の経営改革を断行、わずか一年で黒字体質の経営に持って行ったことを見て、今度は川崎市は市役所本庁でも特殊手当見直しなどの改革に着手したことで、それが明らかになった。

夕張市の財政破綻に見られるように、地方自治体の経営は年々悪化している。武が川崎市に赴任した当時は、バブル崩壊の後遺症による長期にわたる景気低迷で財源となる税収が大幅に減少、自治体経営の疲弊が言われ出した時期だった。しかし民間での大がかりな合理化などは行われていたものの、自治体の改革は一向に行われていなかった。

公務員は時間さえ経てば給料は自然に上がる。働いても働かなくても同じだから結局、職員の活力は失われ、経営は自然におかしくなっていく。これがおおかたの自治体の経営が悪化していく構図だ。

今や大阪府など、地方自治体の改革が大きな流れとなり始めているが、その先鞭を付けたのが武の自治体病院の改革だったわけだ。

救命救急センターの設置、土曜診療の開始…

「外科手術を行うのか、ターミナル・ケアに入るのかは、自分たちで決めて下さい」

こういう武の問いかけに対して、両病院の職員からは明確な反応が返ってきた。多くの職員が、病院の改革案を自分たちでどんどん書いて、武のところに送ってくるようになったのだ。

川崎の市立二病院の改革の実効が上がるのは早かった。過去八年続いていた赤字からは、武が就任した翌年の決算では早くも脱却。〇四年度には約10億円の赤字だったものが、〇五年度、〇六年度と二年続けて7億円に近い黒字の数字を計上することができた（〇七年度決算については川崎市立多摩病院の会計と井田病院の改築が重なって従来の二病院経営との比較ができない）。

改革が目に見える形で進むと、職員の間にある空気は一変した。その結果、武が目指した「患者本位の病院改革」の案はますます現場から上がってくるようになった。決して上からの強制ではなく、現場の職員からの自発的な取り組みで「患者の方を向いた医療」へ向けて動き出していったことが、この改革を成功に結びつけた大きなポイントだ。

例えば、これは埼玉でも行われていた「外来診療の開始時間の繰り上げ」。これに加えて「土曜日の外来診療」もスタートするなどで、診療時間を自らの提案で増やした。井田病院の「無料送迎バスサービス」も、この間に現場の声から生まれた新しいサービスだ。

また、これまで約二十年間、「逃げて逃げて逃げ回ってきた」という「救命救急センター」についても、川崎病院に開設することになった。救命救急センターは複数の診療科にまたがる高度な救急医療を行うセンター機能を提供する医療施設で、川崎市にはそれまで、北部に聖マリアンナ医科大学病院があるだけだった。その機能を市の中心部に近いエリアで担うことができるようになったことは、市民にとっては大きな利便性の向上に繋がっただろう。

〝リストラ〟は行われなかった

救急医療の現場の大変さは、メディアなどを通じて今や一般の人にも周知されているところだが、川崎市ではこれらの新しい病院サービス機能と併せて、救命救急センターという重い機能を、現場の職員が自発的に取り入れることを決断してくれた意義は大きい。地域住民にとって、より良い医療を受けられるサービスが増えていけば、来院する人の数は自然に増えていくだろうし、患者からの信頼も増していくので自ずと収入は増えていくだろう。こういう好循環が生まれる。

川崎での改革が、わずか一年で軌道に乗り出したことで、大手新聞などのメディアにも武の改革が大きく取り上げられるようになった。既に武に関しては「医療界のカルロス・ゴーン（日産自動車ＣＥＯ）」などといった紹介がされていたために、記者たちは、武がどんなに厳しいリストラを現場で行っているのかと、興味津々に病院職員への聞き取り取材を行った。

だが驚いたことに、現場の職員からは、いわゆる人員削減のようなリストラは行われていないし、特別な指示も受けていない、といった答えしか返ってこなかった。これには記者たちは皆、驚いた。実際、職員を強制するようなことを武は一切行ってこなかったし、ただ職員の自発的な改革の取り組みを促しただけである。

「病院というところは患者の生命を二十四時間体制で守っています。救急患者が運び込まれる夜の病院は、それこそ戦場です。経費節減の命令を上から下すだけでは、現場はやる気を失くしてしまいます。私がこれまで三つの自治体で病院事業管理者として働いてきた経験から痛感することは、病院経営は現場の希望をくみ、より良い医療を目指していけば、自ずと良くなっていくということです」

川崎を離れるときに、最後の記者会見で意地の悪いある記者がこんな質問をした。「自分は川崎に来る前は埼玉に住んでいたが、子供が病気になって病院に連れて行ったとき、埼玉県立病院でも川崎市立病院でも、どちらも医者は愛想が無く、態度が悪かった。それは給料を減らすからではないか」と。

この話が事実に基づいているものかどうかそもそも確認のしようがないが、武はその医師の態度が悪かったのは給料とは全く関係がないと考えている。激務の多い小児科医なので、その日は疲れていてたまたま機嫌が悪かったのだ。もとより武が川崎市立病院の給与関係で行った改革は、明らかに異常な「手当て」を見直しただけであった。経営状況に照らして見ても全国平均から比べて高すぎるものを、しかも組合の合意のもとで納得づくで是正したのであり、それに対してふてくされているような医師は世の中には一人もいない、と武は考えている。それに埼玉でも川崎でも医師の待遇は落としてない。

全ての改革は現場から

現場の声をくみ、経営に反映させていくことこそが良い医療への改革の近道である。武はこれまでの改革の取り組みを通して、こう喝破する。そのためには、現場を熟知した人が経営者になる方がいい――武の病院改革の根幹をなしているのはこの考えである。

そのため、これまで武が行ってきた病院改革では、自ら経営権を握る病院事業管理者となり十五年間、頑張ってきたし、他の自治体病院に対しても、病院事業管理社の設置を呼びかけてきた。

さらにその補佐役として、女性の看護師の中から副院長を一人置くことを強く各方面に働き掛けてきた。武は埼玉県立四病院に続いて、川崎市立三病院でも、女性の看護師長を副院長に昇格させることを実現させた。

こうして「看護師副院長」を設置することが病院改革のための最大の要になると武が考えている理由はたくさんある。

その一つがまず「病院に働いている職員の約六割は看護師です。その中には、医師よりも病院のことを隅々まで知っている人がたくさんいる」（武）ことだ。

実際、看護師に権限を与えると、経営の数字は目に見えて良くなることも埼玉での取り組みで証明した。

「現場で働く彼女らが陣頭指揮をとることで、病床利用率が上がるのは、看護師が経営に参画することで、少しでもたくさんの患者さんを受け入れて、病院を繁盛させましょうという考えが看護師の中にも生まれるからです」

埼玉県立、川崎市立の七病院で、武の看護師副院長の取り組みが実績を上げてきたこともあって、近年、看護師副院長を取り入れる病院が再び、急速に拡大傾向にある。〇四年には全国八千三百二十病院中、五十一病院でしか取り入れられていなかったが、その後四年間で、〇八年には八千八病院中、百八十三病院にまで拡大した。百八十三病院中、十九病院は川崎市立三病院を含む神奈川県内の病院であり当時、武が病院事業管理者だったお膝元のエリアでは武の病院改革の影響力が大きかったことを示しているだろう。直近の数字では、看護師副院長を取り入れている病院は二百六十四病院にまで拡大している。

武の改革によって、埼玉県立病院でも川崎市立病院でも、経営内容が良くなったのは疑いようのない事実であり数字がそれを示しているが、それには看護師副院長を置いたことによって、患者さんのことを一番熟知している看護師たちの働きぶりが影響を与えたことが大きいと武は考えている。

チームワークを向上させる「看護師副院長」

看護師副院長を設置すると、こうした数字に表れるだけではない、もっと大事な効果を上げることが期待できることを、武はこの取り組みの中で実感するようになっていく。

「看護師を副院長にすると、看護師がみんなやる気を出すんです。看護師たちは最初、病院に入ったときは大きな希望を持って入ってくるんです。患者さんのためになりたい、腕のいい看護師になりたい、と」。

副院長は医師より立場が上になるので、看護師副院長のいる病院では、医師の部長が看護師の副院長の言うことを聞く、という場面が出てくる。これは、現場の看護師が仕事をする上で、大きな目標とやる気を持たせることに繋がっていく。看護師が大きな目標とやる気を持つようになれば、仕事にはより一層熱が入り、仕事の質が格段に高まる。武は病院の質を決めるのは、個々の医師の腕よりも看護師の質だと昔から考えていた。患者さんから「この病院は良い病院だ」と言われるとき、それは看護師の患者さんに対する気配り、働きぶりに大きく依っている、ということを武はこれまでの長い小児科医としての経験から間近に実感していた。

加えて、実際に看護師副院長を置いて病院経営を行ってきた経験の中で武は、これまで見過ごされてきた意外な効果に気がついた。「医師が看護師の不満を理解するようになり、医師と看護師の相互理解が深まる」ということである。

看護師は普段、医師に対して多くの不満を抱えて仕事をしている。そのことを武自身も、病院長になるまではあまり気づいてはいなかった。看護師は立場が上にある医師に対しては、言いたいことがあってもなかなか言えないものだからだ。看護師が副院長になれば、看護師を代表して医師に発言することが可能になる。

看護師と医師の相互理解が深まることは、病院のチームワーク、チーム医療を行う上でも重要だ。近年、たびたび報道されて問題になる医療過誤も、医師と看護師のコミュニケーションがよくとれていて、チームワークがうまく働いている病院ならば、その発生を極力抑えられる可能性が高い。武が行ってきた病院改革の取り組みは図らずも、こうした医療過誤問題への解決への糸口をつかむ上でも大きな示唆を与えるものだと言える。

いま日本の医療界は激動期に入っている。優れた医療を行うために、優秀な医師だけを集めて病院をやっていこうとしても、それだけでは絶対にうまくはいかない。「病院職員の六割を占める看護師の協力がなかったら、良い医療は提供できないし、病院経営も良くはなりません。要は、医師と看護師はともに医療の料理人なのですから、その中で看護師を副院長にするということで、病院経営者である院長が看護師を信頼していることの証になり、それで看護師たちも院長を信頼して付いてきてくれるようになるんです」

川崎市立病院（川崎・井田）純損益の推移

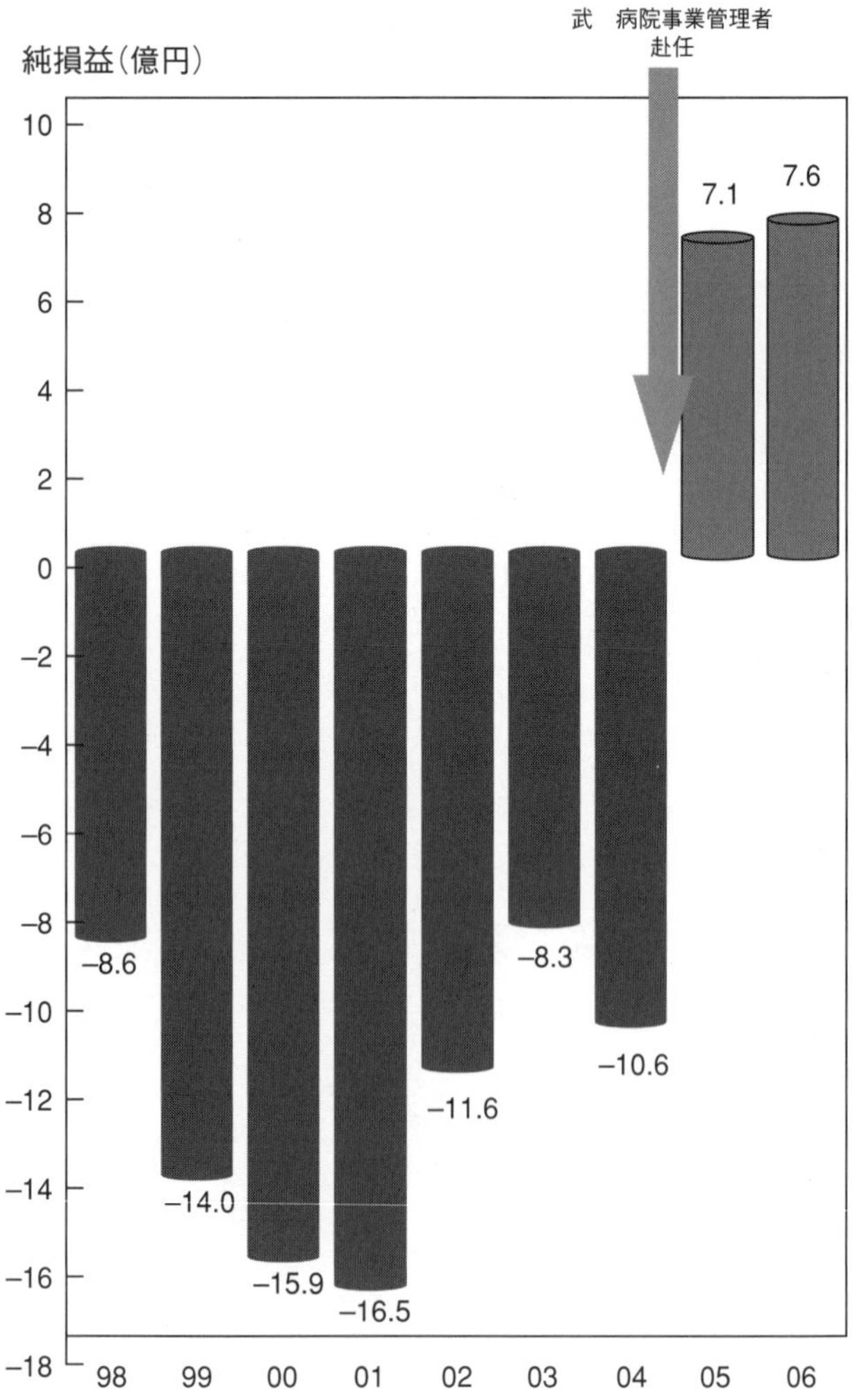

第10章
病院は企業と変わりない
—ただ医療の質の向上を忘れてはならない！—

大胆な改革――実は当たり前のことをコツコツと

「埼玉県大胆人事」。当時、埼玉県の土屋知事が武をスカウトした際、ある新聞がこうかき立てた。大胆人事という意味は、大胆なことをするけれども失敗する可能性も大きい、という揶揄の意味が含まれていたのだろう。

実際、武は、埼玉では県立病院の医師のボーナスを、評価によって差を付けるという大胆な試みを公立病院で初めて導入した。自治体病院の医師は公務員である。公務員の給料に手を付けるのは、自治体の長でもなかなかできないことだが、それを武は大胆にやってのけた。この医師のボーナス評価の改革は武が埼玉を去った後も、今でも続けられている。

この取り組みに対しては当初、インターネットの落書き掲示板などに「こんな横柄な管理者がいるところでは医者がいなくなるだろう。俺だったら行かない…」などといった書き込みがされた。ところが実際には、東京大学医学部などを卒業した優秀な医師が、今も埼玉の県立四病院には多く集まってくる。改革の正しさの証左だ。

しかも埼玉の県立四病院は、定員が埋まらないから誰でも彼でも採用する、ということはしない。卒業後四年を経過しない者は正式職員にしない、という厳しいルールを守っているのだ。

川崎市立病院では、武は特殊な勤務手当もなくしていった。

「経営が悪いのに特殊勤務手当てが全国トップクラスというのはおかしいではないかと、全国の病院と比較した数字を示していきました。今までの川崎市の病院経営者は皆、やりたがらなかったことですね。こういうところは、しがらみがない人間だからやれることですね。いろいろな委託管理契約を見直せたのもそうです」

武はしかし、こうした大胆な病院改革について「当たり前のことを当たり前に、ただコツコツと真面目に取り組んできただけなんです」と話す。それは武にとっては謙遜でも何でもなく、それが今までの病院経営者にできなかったのは、あまりにもどっぷりと過去のしがらみに浸り切り、旧弊のくびきから抜け出られなかったからではないかと写る。

武はまた、第八章で触れた通り、医師の採用に際しては、武が三十分間の面接を必ず行っている。病院事業管理者が医師の採用面接をすることもまた、全国的に極めて珍しいことだが、これとても当たり前の経営感覚を持った経営者であれば、行われていて当然のことである。

この三十分の面接で武は、医師としての心得を若い医師に対して話している。「この病院は県民、市民の税金で建てられ、運営されている病院です。県民、市民のための医療、患者さんが喜ぶ医療をすることが第一目的です」と。この目的を共有できる医師だけに病院に来てもらいたい、という考えからだ。

これまでの日本の医療行政は、日本医師会の方ばかりを向いていたのが現実だ。そのためにこの四十年間、多くの行政メリットは医師会の主要構成員である開業医の方にばかり向かうことになり、公立病院の本質的な問題にまでは目が行き届いていたとは言い難い状況だった。

その結果が今日、公立病院での小児科医や産婦人科医の絶対的な不足、また看護師の不足などの深刻な事態に繋がっている。「医療は誰のためにあるのか」という基本に立ち返り、まずは旧弊のくびきを止めること。そこから始めること以外に、日本の医療が正しい方向へ向かっていく道はない。

病院から学閥をなくせ

「私が損得勘定で病院改革を請け負っているのではないということを、回りもわかってくれているから、付いてきてくれたのだと思います。日本の医療を少しでも良くしたい、という気持ちがあってこれまで私がやってきたことを、わかってくれていたのだと思います」

武の改革が成功したのは、学閥のバックもなく、違った土地から何のしがらみもない医師が裸でやって来て、本当に自分たちの病院の経営を正しい方向に改革してくれる、と信じてくれたからでもあろう。

逆に言えば、それまでの病院経営では、正しい方向に進むことを妨げる旧弊の存在が余りにも大きかった、ということでもある。まっとうで正しい医療経営を行うことを妨げる旧弊の一つに、病院における学閥の存在がある、と武は考えている。

日本では、医師の就職先は実質、「医局」のある大学の教授が決めている。例えば、部長や科長クラスになると、地方の病院の医師が東京の病院で働きたいと思っても簡単には移ることができない。

　こんな話がある。ある自治体病院のある科で、五人の医師が働いていたが一人が辞めたために医師が足りなくなっている。その一人をその病院とは学閥が違う大学から招き入れたいと思い、その病院の学閥の長に当たる大学の教授に相談したところ、「入れてもいいけれど、残りの四人は引き揚げます」という返答が返ってきた。この医師不足の時代に、そういうことが平然と行われている病院がざらにあるのだ。

　武は「一つの大学が三分の一以上を占めないように、院長が全国のいろいろな大学を回って、どこの大学でもいいから、とにかく腕の良い人を連れてくるようにすればいいのです。それでいろいろな大学と病院との間で、人の行き来ができるようにすることが大事」と話す。病院から学閥を排除していく取り組みの一つの方向性を示唆する話だ。

　なぜこうした改革をしなければならないのか。全ては「患者さんの方を向いた医療を行う」ためだ。この視点に立てば、病院が学閥だけで医師を迎えるということはありえなくなる。

いろいろな違った大学から医師が集まったほうがなぜ医療にとってはいいのか。違った大学から若い医師が集まれば、指導医は緊張感をもって仕事に当たることになるからだ。指導医の知識が少なかったり間違ったことをすると、すぐに全国に広まってしまうので、指導医は緊張を強いられる。こうした緊張感があったほうが、日常の診断行為で惰性に流れることがなくなるし、医療ミスを隠したりすることを防ぐことができると武は考えている。

医師の学閥はどこで作られているか。それは卒業した大学ではなく、卒業後に入局する大学の医局である。たとえば将来、大阪市内で勤務医としての医師人生を歩もうと思ったら、他の大学出身者であっても大阪大学に入局したほうがいい。卒業してから十年くらい経った医師が医局を変わろうとするのはたいへん難しい。ただし全くできないことではない。引っ越しなどで病院を移りたい場合、就職を希望する公立病院の閥を握る医局の大学でまず数カ月から一年ぐらい籍を置いて、その医局員として希望する病院に勤務すればいい。これがしきたりだ。その場合も元の病院の閥を握る大学の教授と、移る先の病院の閥を握る大学の教授が親しい関係、という条件がなければ成り立たない。

日本の医師は大学閥系列の病院の中を移動して育つので、その大学独自のやり方がしみつき、そのやり方が正しいと思い込んでしまう。他の大学でもっと優れたやり方があっても、そもそもそれを学ぶ機会を奪われてしまっている。

埼玉県のある病院では、学閥を無くそうとして循環器専門の医師をA大学病院とB大学病院の二つの系列の医師を入れたところ、同じ心臓カテーテル検査を行うのに、手術室では「A大学方式セット」と「B大学方式セット」の二つを当初は用意しなければならなかった、という笑い話があるほどだ。

武が札幌医大のインターンだったとき、耳鼻科の外来で診察用具の並べ方には「九大方式」、「東大方式」「京大方式」の三つの方式があって、札幌医大は九大方式であることを聞かされたときの驚きを今でも覚えている。四十年以上も前の昭和三十七年のことだが、驚くべきことは、この三つの違った方式は今でも存在しているのだ。

日本の病院の学閥は、医療技術の発展の上でも大きな障害となっているし、医療事故隠しの温床になっている——というのが武の考えだ。

「医療費抑制」「病院職員の高齢化」などの中で…

日本の医療は今、大きな曲がり角に差し掛かっている。日本は少子高齢化が進み、医療費が増える方向の反面、それを支える社会保険料の収入は減る方向にある。従って国の政策としては医療費を抑制をしていく傾向にあり、そうした中で病院経営は年々厳しくなる方向だ。病院経営が厳しくなってきている状況は、自治体病院などの公立病院に限らず、私的病院でも同じである。日本の病院経営には問題が山積しているからだ。

国はこれまで医療費抑制を「薬価」（保険から医院・病院に支払われる「診療報酬」の中の薬剤費）の引き下げによって進めてきた。この結果、これまで病院経営を支えてきた「薬価差益」は、限りなくゼロに近づいている。薬価差益とは、保険から医院・病院に支払われる薬剤費と、医院・病院が業者に実際に支払う代金の差額のことだ。業者は少しでも自分のところのシェアを拡大したいと思うので、少しでも安く納入しようとするためにこうした差額が生まれる。わずか十数年前までは、薬価差益は公立病院で薬価の三〇%、私立病院で同五〇%あると言われた。例えば、年間の医業収入が約100億円ある公立病院では、25億円ぐらいの医薬品を購入しているが、それだけで8億円程度の薬価差益による利益を生んでいた。ところが度重なる薬価引き下げで、今はその利益を出せなくなった。

もともと薬価引き下げは、医療費抑制を進めるためや、国民の「薬漬け批判」に対する行政側からの対応の面があったが、より重要な目的は、医療保険制度を採るほかの先進諸外国と比べて日本の診療報酬では薬価のウエートが高く、医師や看護師の技術料が低いことから、これを是正することにあった。診療報酬見直しを決めた国の方針では、薬価を引き下げる代わりに医師や看護師の技術料のアップが約束されたが、後者の約束は現在のところ実質、反故にされている形だ。

そうこうしているうちに過剰労働に陥った医師の公立病院離れは進み、激務のために若い医師などから人気がない産婦人科や小児科などの特定の診療科では、慢性的な医師不足の問題も現れている。その結果、昨今、救急患者の拒否などが社会問題化しているのは周知の通りだ。

さらに近年、病院経営で問題になってきたのが、医師・看護師・医療技術者などの病院職員の高齢化だ。職員の高齢化に伴って、必然的に各病院ではその給与負担が重くなっている。

武が全国の五十病院から独自に集計した結果によると、一九八七年に三十二・三歳だった看護師の平均年齢は、二〇〇二年には三十六・五歳にアップしていた。平均年齢の上昇は、特に地方の県立中央病院で著しく、平均年齢が四十歳を超えるところも七病院あった。

一方で、地方の過疎化や景気低迷による企業業績の悪化などで、税収は減少。また国からの交付金も減る方向で、地方自治体の財政は年々、悪化している。かつては自治体病院に対して運営補助金をつぎ込んで来た自治体も、だんだんそれができなくなってきている。

しかし、日本の病院の病床数は、人口比で見た場合、米国の約三倍もある。ではその分だけ、患者に十分、満足してもらえる優れた医療が滞りなく行われているのかといえば、決してそうではない。

日本の病院の病床数が極端に増えたのは、八五年の医療法改正によって「医療計画」が制度化され、都道府県ごとに病床数の総数に規制がかけられることになったために、いわゆる「かけ込み増床」ブームが起き、全国的に病院新設や増床が行われたことが大きい。

病床数が多くなると、各医療機関は無理をして競争しようとするので、医療機器などにも過大な投資が行われ、結局、経営の足を引っ張ることになる。しかも最近の医療は患者を長く入院をさせない方向にあるため、病床は一層余る傾向で、過剰な病床は将来に渡って病院経営の足を引っ張る可能性がある。

旧弊を止めて生き残りを目指していくという、武の進めてきた病院改革は、こうした今の病院苦難時代に、解決のための道筋を示すものだといえる。

「人」が変われば「病院」も変わる

二〇〇四年、日本では医師の需給関係に大きく影響を与える出来事が起きた。新しい臨床研修制度の発足である。この結果、従来、大学病院で研修していた臨床研修生が大量に地域の中核的な病院へ流出。大学病院で人手が足りなくなり、大学医局の命令で派遣している中小病院へ医師が派遣できなくなった。

加えてこの年、東北大学など六大学の関連病院で病院から大学医局への不明朗な寄付金が長年贈られていたことが報道され、大学側は医師派遣の権限を各科の教授や医局が持たないようにした。この結果、地方の病院への赴任を断る医師が増え、地方病院の医師はますます足りなくなる状況になっている。

大学から医師が来なければ、病院側は年収を上げて医師を呼び寄せるしかない。従って今後は、不便な地域の病院ほど医師の給与は高くなるのが通常の経済活動の中で必然だ。しかも大学の医局がこれまでのように医師紹介の機能を果たしづらくなる状況にある。こうした中で医師人材紹介会社など新しい医療関連ビジネスのチャンスも拡大している。

実際こうした紹介業務を行う会社も出てきており、業界トップのメディカル・プリンシプル社（中村敬彦社長）は二〇〇八年で登録医師数三万三千人、求人医療機関数七千八百となっている。一大学の教授が就職先を決めるより、こうした企業が全国規模で就職先を探す方が情報も多く集まるし、選択肢の幅が多くなるので、医師にとってもより希望が叶えられる機会は多くなるだろう。武はこのような仕事は「本来は厚生労働省や日本医師会、日本病院会などの公的組織がやるほうがいいと思ってきたが、どこも動かなかった」と残念がる。

旧弊を変えていくのは民間企業でも難しい。それが医療分野のように、保険・医療システムという一国の制度に深く組み込まれたものであれば改革の難しさはなおさらだ。しかも医療分野には日本医師会や厚生労働省などのような巨大組織が存在している。巨大になりすぎた組織は、往々にして大きな変革を阻むのが歴史の常だ。

今、産婦人科や小児科で救急患者がたらい回しにされているニュースが後を絶たない。現実に、受け入れられるマンパワーが少ないからだが、それならば産婦人科医や小児科医を養成する医科大学を早急に作ればいいのに、そうした意見に賛成する声は日本医師会の中からは出てこない。医師会はむしろ、あまり医師は増えて欲しくない、というスタンスがあるからだ。医師が増えれば自分たちの既得権益が侵されると思う人が多いのだろう。医師会が賛成しなければ厚生労働省は絶対に動かない。

だが実際は、医師が足りないのであれば、その足りない医師を補っていくことのほうが自分たちの働く環境をよりよいものにし、将来にわたって安定させていくことに資するはずである。旧弊に身を任せているだけだと目が曇って、そういう長期の視点が理解できなくなる。

だから武は最近は「今は幕末と同じ状態。絶対に維新が起きます。思い切って全部、今までのあり方が壊れて、新しい形ができる方がいいかも知れません」とまで思っている。

ただ少なくとも、個々の病院は改革することができる。それを行うのはやはりトップである。難しいと言われた自治体病院でさえ、武はそれを実現できた。人が変われば病院も変えることができることを、鹿児島、埼玉、川崎での武の実践が証明している。

病院には経営責任を負う〝社長〟が必要

武は病院経営の善し悪しを、個々の病院の収益率などの数値ではなく、他の病院との比較によるランキングで評価する手法を採ってきた。一般企業においてはベンチマーキングというごく当たり前の経営手法だ。なぜ武がこの手法を採ったかといえば、医療業界では「診療報酬の改定などで病院の経営環境が良くなるときは、一斉に全病院が良くなるから、医業収支比率の数値ばかりで判断してはならないから」だ。これを武は、「マラソンの代表選手の選考が、タイムだけでなく順位を重視するのと似ている」と捉えている。「逆風の悪天候の中でタイムは悪くても、一、二位にいることは評価されねばならない」（武）。

企業経営では昨今、米国発の金融危機を契機に、四半期決算などで短期の経営指標だけで経営を見ていく欧米流のやり方に対して、長期的な経営という観点から疑問を呈する見方も出ている。武の病院改革に対して採ってきたスタンスは奇しくも、企業経営に対しても示唆を与えるものだ。

そして武が二十年間に渡り公立病院の経営を見てきたことで今、一番、確信していることは、「病院経営は病院長もしくは病院事業管理者、すなわち病院経営トップのやる気と手腕に掛かっている」ということだ。トップの采配次第で経営の善し悪しは決まる。これは民間の企業経営と全く同じである。

武はこれまで、病院経営の偉大な先達を見てきた。いずれの先生方も素晴らしいリーダーシップを発揮し、病院のために全力で尽くしてきたことが共通項だ。たとえば交通不便な田舎にある五十床の病院を九百五十六床の大病院に育て上げ、しかも黒字経営を続けた旭中央病院の故諸橋芳夫先生。倒産寸前の小牧市民病院を全国トップの経営にした余語弘先生。二十四年間鹿児島市立病院長をつとめ五十床の病院を九州一の自治体病院に発展させた故上髙原勝美先生。愛知県瀬戸市の公立陶生病院の院長を十七年つとめた寺田守先生――。これらの先生方は例外なく、皆「良い医療を患者さんに提供するには、病院職員が協力し合い、経営も良い状態にないとできない」という見解を持っていた、と武は述懐する。

武は実際に先輩院長のところへは、泊まりがけで訪問し、いろいろな教えを乞うた。

民間企業と同様に病院にも盛衰がある。民間企業には、「企業三十年説」が一般的に知られている。企業には寿命があり、会社を起業してほぼ三十年でその会社は衰退に向かう、というものだ。もちろん三十年を超えて存続する会社はたくさんある。その裏にはしかし、一日でも長く会社を存続させようとしている経営者の知恵と奮闘があることが忘れられがちだ。今や世界最大の自動車メーカーに成長したトヨタ自動車でも歴代経営トップはこれまでずっと「明日トヨタが潰れても少しもおかしくはない」と、社内に檄を飛ばしながら危機感を醸成してきた。こうして経営トップが社内に緊張感を与え続けることで、放漫になりがちな経営を引き締め、企業を一日でも長く存続させているのが民間企業の現実だ。

病院も企業も経営は全く同じである。放漫な経営を放っておけば、患者さんは逃げていくし収益はどんどん悪化し、病院は衰退していく。そうした病院はそのうち、廃院や身売りすることになることは、歴史が明らかにしている。

多くの企業の業績の善し悪し、優れた経営を行っているか否かは、おおかたはその経営トップの存在に左右されている。よく、悪い経営を行っている企業には「経営者不在」というレッテルが貼られることがある。実際に経営者がいても、内実を伴っていない経営を行っているケースだ。

病院経営もまたしかり。病院に経営者が不在であったら、まともな経営ができるわけがない。今一番、病院経営に求められているものは、企業と同様に、経営責任を負う〝社長〟の存在なのである。すぐれた病院経営者がいれば、経営は必ず良くなる。武の取り組んできたこれまでの病院改革は、それを証明している。

病院も企業と同様、経営のやり方によって発展もすれば凋落もする。四百床以上の病院になると、院長の仕事は重くなる。各セクションを把握して適切な人事異動を考えたり、公平な予算配分も考えなくてはいけないし、大学医局との交渉もあれば、医療事故が起こらないように病院勤務者に対する注意啓蒙も怠れない。ときに患者さんに対して満足されているかどうか病棟を見て回ることも必要だ。

こうした膨大な仕事をこなさなければいけないのに、公立病院の院長の中には診療や学会活動に勤しみ過ぎて、一番大事なこうした病院の管理運営業務を疎かにしている人もいる。こういう院長の下では、病院経営がどうなっていくかは火を見るより明らかだ。

公立病院、自治体病院とて経営の本質は同じである。収入と支出のバランスが良くなければ経営は成り立たないが、自治体病院を経営する公務員は往々にしてこのバランスを考えない。それは公務員は収入が基本的に税金であり、支出は予算を消化するというだけのことだから、こういう民間の当たり前の感覚が身につかないからだ。

日本の病院の中でとりわけ、自治体病院の経営が良くない理由もそこにある。しかも自治体病院は、病院長の権限も曖昧で、経営責任の所在がはっきりしない。県立病院の経営の権限は、実際には県の健康福祉部長とその下の県立病院課長のもとにある。健康福祉部長は多くは厚生労働省から派遣され、二、三年で交代してしまう。これでは経営に一貫性を持たせることはとてもできない。

武がこれまで行ってきた改革を見れば、自治体病院の経営を良くするためには、一般企業と同じように、ちゃんと経営責任を持った経営者を置き、県知事や市長が人事権をその経営者に移譲して全面的に経営を任せることがまず必要だということがわかる。

そして最後に良い医療に病院を動かしていくのはやはり医師、看護師、病院職員その他の医療従事者だ。

「やはり日本の公立の病院は余り一生懸命にはなっていないのだと思います。だから一生懸命やればもっと経営はよくなるはずです。こういうことは口で言っても聞き逃してしまうけれども、実際にやって見せれば付いてくるのです。日本の公立病院に染みついた親方日の丸根性、労働者根性の意識を少し変えて、自分たちの病院は自分たちで守り、住民の方を向いてやっていくのが筋だという見本を見せていくことが大事です」

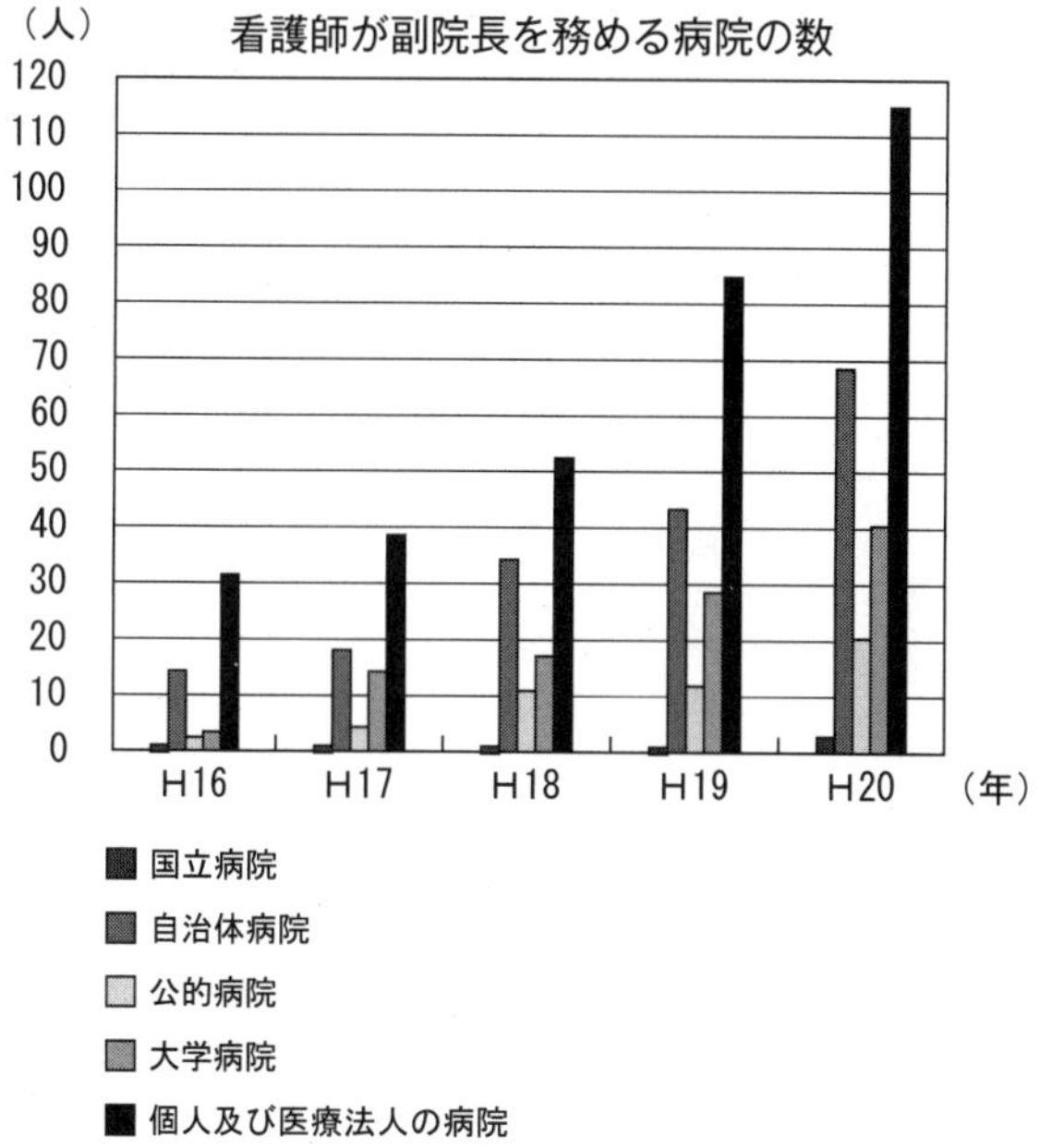
（人）
看護師が副院長を務める病院の数
120
110
100
90
80
70
60
50
40
30
20
10
0
H16
H17
H18
H19
H20
（年）
国立病院
自治体病院
公的病院
大学病院
個人及び医療法人の病院

フリーな立場から、より良い医療を目指して

武は二〇〇八年三月、川崎市立病院の改革の道筋を付けたことから、四年任期だった病院事業管理者の職を一年前倒しで退任、その七月からはこれからの医療のあり方をよりフリーな立場からアドバイスしていくことを目的に「未来医療研究所」を立ち上げ、所長に就任した。

すでに同研究所では、経営不振に陥っている複数の公立病院や医療法人病院の経営再建計画づくりと支援に着手している。

日本の医療はかつてない混乱の時代に突入している。医師や看護師などのマンパワー不足、自治体病院の老朽化と財源不足、国が進める公立病院の整理・統廃合など様々な問題が絡み合い、病院の将来像に暗い影を落としている。こうした中で、過去十五年の間に三地域八病院の経営改革を実行してきた武が、ライフワークの総仕上げとして取り組もうと飛び込んだのが、今の新しい仕事だ。

武は既に、全国自治体病院協議会副会長や全国病院事業管理者等協議会会長とし

て全国の公立病院を回り、経営アドバイザリー的役割も果たしてきた。また、三地域での病院経営改革を進めていく中で、全国規模での自治体病院経営分析のデータベースを昭和五十八年から構築してきており、これらの経験とツールを踏まえて、より良い病院経営を目指し、コンサルティング・サービスを提供していく、というのがこの研究所の趣旨だ。

その根底にはあくまでも、「それぞれの病院が患者さんのための病院、質の良い病院になってもらいたい」という武の願いがある。

武が現在、日本の医療全体の問題点として、その改革の必要性を提言していることは具体的にいくつかあるが、中でも自身が実際の病院改革の現場で実現させ成果を挙げたことの一つが看護師副院長を置く取り組みだ。武がこの運動を始めた平成十六年（二〇〇四年）頃は、全国にも看護師副院長は五十一人しかいなかったが、平成二十年四月には二百四十六人にまで増加したことは、武の努力の賜だろう。また自治体病院を地方公営企業法の「全適」適用として「病院事業管理者」を置く取り組みでは、平成十二年度の百病院から平成二十年度には二百八十病院にまで増加した。

武はまた総務省の病院改革懇談会の有識者委員の一人として、医師不足の解消などについて積極的に提言、平成十九年度に作成された「公立病院改革ガイドライン」に生かされた。

全国規模で厳しい経営環境にある自治体病院が生き残っていくためには、とにかく「現在の在り方を変えること。『広域化と整理・統合』を行い、公的病院や民間病院との機能分担をしたネットワーク化が必要です」と武は考えている。そしてその中で、やはり一番大事なことは、病院職員一人ひとりの意識改革——というのが武の思いである。

武は直近の三十年間を、自分の出身大学の勢力範囲外の職場で生きてきた。学閥が幅を効かせている公立病院の勤務医としては、これは異例のことである。

そしてその中でも後半の十五年間は、鹿児島市立病院事業管理者兼病院長、埼玉県病院事業管理者、川崎市病院事業管理者として八つの病院の経営責任者として病院経営のトップに就き、経営改革を遂行したが、これも極めて希なことである。

経営トップは常に孤独である。「誰にも相談できない迷いや悩みに直面したとき、私はその助けを書物に求めました。だから私が病院の理事長や院長先生にすすめたい本は何十冊とあります」。

そう話す武が、数ある中で、この一冊として勧めるのが、将棋の名人、大山康晴（故人）が一九七二年（昭和四十七年）に著した『人生に勝つ』（ＰＨＰ研究所）という本だ。

大山は二三年（大正十二年）に生まれた、戦後の将棋界の巨星の一人。「史上最強の棋士」と言われ、七三年にいったん無冠になったものの、五十歳代で棋聖七期、王将三期を獲得。九二年に六十九歳で亡くなるまで四十四年間、A級に留まり続けた。

A級の定員は十人と決まっており、十人のうち二人はその年の成績により自動的に降格するので、A級に留まるためには常に八位以上の成績をあげる必要がある。大山は数々の語録を残しているが、中でも「一時期強いのは一時力《いっときぢから》といって誰にでもある。頂点を維持してこそ強者だ」という言葉で、それを自ら実践した。

「私の学生時代はよく大山と升田（幸三）とどちらが好きかという問答があったのですが、升田の潔い指し方、言動のほうに人気がありました。私も『人生に勝つ』を読むまでは大山という人は勝つことにこだわり、人間としては面白くないのではないかと思っていたのですが、この本を読んで、その考えが一変しました。これは単なる将棋の書ではなく、人生哲学の書だと感じたんです」

この本のまえがきにはこう書かれている。

「対戦の場に臨むとき、棋士は常に孤独である。だれも助けてくれない。頼れるのは自分だけである」。「将棋の人生はどこまでも自分との戦いである。日常生活が勝負である」。

この心構えがあったからこそ、大山の強さがあったことを、武はこの本を読んで初めて認識した。

「私自身、『克己・節制・勤勉・努力』という標語を作って「コッキ、セッセー、キンベン、ドリョク――」と呪文のように唱えてきたのです」

「この本の中には病院経営の参考になる文言がたくさん出てきます。たとえば『将棋は敵味方合わせて四十枚の駒を使う。限られた駒数で戦うのだから、最大限に性能を活かすことが勝利につながる。アマチュアの方は飛車や角は大事にするが、歩を粗末に扱う。歩使いの巧拙が成功のカギを握るのではないか』『どんなに苦しいときでも、辛抱し、耐え忍んで、勝敗の転機が来るのを待つ。これが勝負であり、人生の本来の姿だと思う』――など、含蓄のある言葉がたくさん並んでいます」

大山は八四年六月に下行結腸がんの手術をした。大山はベッドの上で「余命いくばくもないとしたら、おまえは今何をしたいのか」と自問をし、「将棋の普及に尽くしたい。それ以外は何もない」ことを悟った。そしてその後、大山は講演をできるだけ引き受けて全国を回るようになった。

八五年に大山が鹿児島市管理職研修会の講演のために鹿児島市立病院講堂を訪れた際、武は大山と会い、十三年前に買ったこの初版本に為書を書いてもらった。武が頼んで書いてもらったのは「忍」の一字。

大山の行き方に共鳴した武の、その生き方そのものを表しているような言葉である。

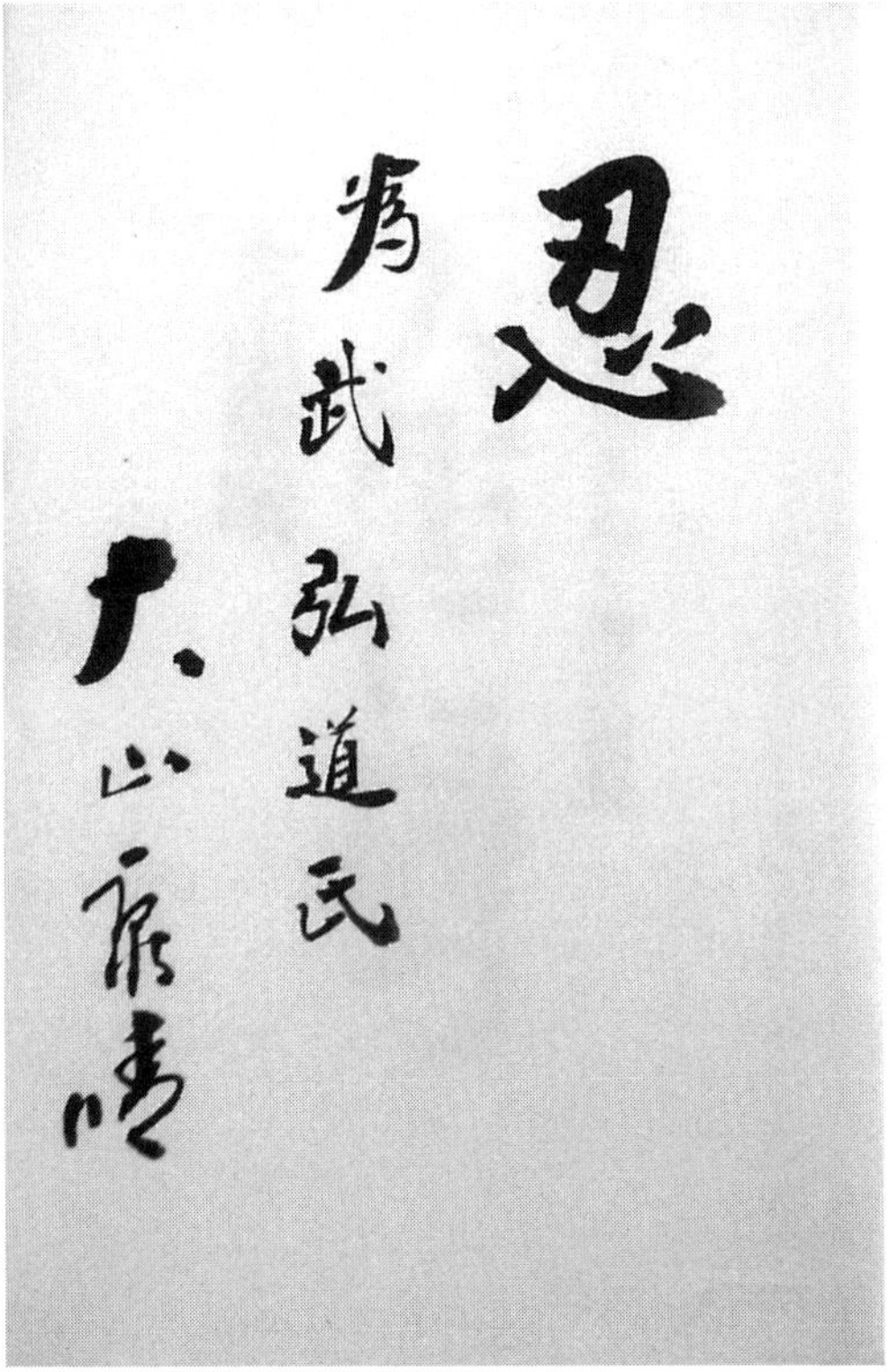

《武弘道によるあとがき》

私は最近七年間いろいろな大手新聞や月刊誌、週刊誌に腕利きの病院経営者として取り上げられてきた。鹿児島市病院事業管理者兼院長を八年間務めたあと知事や市長にスカウトされ、埼玉県や川崎市と医者の学閥も地方自治体のあり方も全く異なる自治体病院の経営をうけ負ったが、当時はうまくいかないだろうという世間の予想だった。学閥の違う病院・違う自治体に移ればうまくいかないことが多いので、メディアにとりあげられたのであろう。「医療界のゴーン」「病院再建請負人」「赤字病院を再生させるスゴ腕の医師」「病院経営の神様」「医療界のイノベータ」「病院改善請負人」などなど。

私はその様な取り上げられ方に不満であった。私は経済人ではない。病院の再建にリストラなど一人もしていない。それどころか医療の質の改善のためにどこの病院でも職員は増やしてきた。

財界研究所から口述出版の声がかかったときは固辞した。しかし、村田博文社長の信念は「経営は人」であり、経済界以外にも組織の経営・運営がトップの力の差によって違うことを示したいという熱意にほだされて引きうけた。

病院というところは複雑な組織である。かつてピーター・ドラッカーは「病院を経営できる者はどんな会社でも経営できる」と発言したが、その通りである。

私は本書の中で自慢話は何もしていない。十歳で生母を亡くしたのをきっかけに、良質な医師になることをめざして生涯勤務医をつらぬく過程で、医師や看護師が各自でバラバラに努力してもなかなか良い病院にはならないことに気付き、結局トップがはらを決めて積極的に病院全体を把握し、全職員に公平な運営をし、また職員全部がトップの考えについてくることが「良い病院」にたどりつくという結論を得た。

昨年九月にはじまった金融危機に日本も世界も混乱のきわみに陥っている。しかし、ここで企業はそのあり方を見直すのに良い機会ではないか。国民が企業に何を求めているかをつかみ、その基本を外れない様なものに方向転換すべきではないか。

こんな時は歴史に学ぶがよい。「史記」にはじまる中国三千年の歴史書には、多くの人物が登場し、その評価が書かれている。歴史はくり返される。経済界の大混乱の中に本書が上梓される意義は、国だって、企業だって、病院だって、トップが志を持って組織全員が協力すれば未来はあるということを知って頂くことにあると思う。

最後に口述をまとめるというやりにくい難儀な仕事を引きうけて下さった畑山崇浩副編集長と編集部の更山太一さんに深謝する。

二〇〇九年四月

武　弘道

（武弘道先生は二〇〇九年四月十七日に逝去されました。先生は本書の刊行を楽しみにしておられ、亡くなる一週間前に最終ゲラのチェックを行われました。突然の悲報に接し、残念に思えてなりません。ご冥福をお祈りいたします。

『財界』編集部）

《武弘道の最近の提言》

1．自治体病院が生き残るには、現在の在り方を変えること、具体的には「広域化と整理・統合」をし、公的病院や民間病院との機能分担をしたネットワーク化をすすめねばならない。

私は昭和五十八年から全国自治体病院の経営分析をはじめ、その結果を平成六年から日本医事新報（1）や全自病協雑誌（2）や雑誌「病院」(3)、(4)、(5）などに発表しました。その分析結果を土台にして将来を予測し、提言したのが、「二一世紀の自治体病院を展望して」(6）であります。平成十年にこの論文を発表してからも事態は遅々として進みませんでした。その後も私は同様の意見を主張し続け、(7)、(8)、(9）平成十九年になってやっと「総務省の公立病院改革ガイドライン」が作られました。公立病院改革懇談会の委員の一人であった私は感無量の思いでありました。

2．小児医療の危機と対策

生涯小児科勤務医として生きてきた私には、二十年前から現状は予測されていました。国に早く手を打ってもらいたいと考え、平成十三年初めには、全国の公的病院小児科勤務医の会を結成し、私がその代表世話人となり、七人の世話人が厚生大臣に陳情しました。そのあと厚生省記者クラブで二時間の説明と訴えをしましたが、大手全国紙５社は一行も記事を書きませんでした。

私はその後も雑誌（10)、(11)、(12)、(13）や自著「こうしたら病院は良くなった！」(14）や、「日本の論点」二〇〇四年版に「放置され続けて十年、診療報酬の改善なくして小児救急の充実は不可能」(15）と書きました。今になって国も国民もあわてていますが、この問題は十年も二十年も前に手が打たれねばならなかったと考えます。

3．中央社会保険医療協議会（中医協）の在り方が問題だおかしなことに２年前まで中医協に病院代表の委員が入っていなかったのです。

公立病院の医療の崩壊が進んでいるのに、その代表がいないところで、診療報酬が決められてきました。わたしはこのことの矛盾を論文（10)、(11)、(12)、(15）で指摘してきました。四十年間も変わらなかった委員の構成が、二年前より病院代表や看護師も入れたものに変わってきたことに期待をかけています。

4．日本の医療から学閥を無くそう

私は二度のアメリカ病院勤務医の経験から、日本の医学界の学閥中心の在り方が、世界的に見ても異質なものであり、医療の向上を阻んでいることを覚りました。私は昭和六十年頃から鹿児島市立病院小児科に全国の大学から研修医を集めることをはじめ（16)、(17）他に範を示しました。「日本の医療界から学閥を無くそう」という主張を論文（18）や自著（14）にも書いてきました。そしていま、大学医局が市中病院の医師の就職をコントロールしようとする力が弱まってきています。若い医師たちの意識が変わってきたこと、学閥が壊れていきつつあることに、私の予測の的中を感じます。

5．自治体病院には権限を持った「病院事業管理者」を置くべき

日本の自治体病院の経営がうまくいかない最大の原因は、病院長に権限が何も与えられていないことであります。私は十五年前にこのことに気付き、自治体病院は地方公営企業法の全部を適用（全適）して「病院事業管理者」を置くべきであると主張してきました。(19)、(20)、(21)、(22)

病院事業管理者を置くと、首長から人事権、予算の原案を作る権限、契約権など、さまざまな権限が移譲され、効率的な病院の経営ができるのです。

この私の提言は全国各地で年々認められ、管理者を置く「全適」の病院数は、平成十二年度の百病院から、平成二十年度には二百八十病院に増加しています。(23)

6．看護職の仕事を正当に評価し、各病院には看護師の副院長を置くべきだ

私は、長い病院勤務医の経験から、良い医療を行うためには医師—看護師間の意思の疎通、チームワークの形成が必要だと考えてきました。そして良い病院になるためには、看護師を副院長にすることが必須と考え、諸論文を書き、(24)、(25)、(26)、(27) 最後にはこれらをまとめて「目指せ！看護師副院長」(28) という本を出版しました。そして最近五年間の看護師副院長の増加ぶりは「激増」と呼んでもよい状況になりました。

私がこの運動を始めた平成十六年には全国に五十一名しか存在しなかった看護師副院長は、平成二十年四月には二百四十六名に増えたのです(29)。時代の先を読み、一所懸命努力することがいかに大切かを悟りました。

7．産科医療の崩壊への対策

病院産科勤務医の労働条件は、小児科より厳しい状況にあったのに、長い間対策が講じられませんでした。産科医たちは、過重労働の現場を「意地」で黙々と支えてきたのです。

しかし、ついに崩壊が始まりました。全国の公立・公的病院から産婦人科医がいなくなっているのです。私はこのことにどう対処すべきか発言してきました。(30)、(31)、(32)

8．医師は足りない。医科大学を作れ、定員を増やせ！

産科・小児科医療の解決法は、各現場の医師の定員数を増やして、今の過重労働を軽減してやることしかないのです。ところがいま全国どこを探

してもこの二つの科の勤務医をしようとする医者が見つからないのです。不足しているなら作らないと解決しない筈です。一九七一年〜七八年の間には医師不足という理由で、31もの医科大学が誕生しました。今回の危機もそのような対策がとられるべきなのです。

私は病院新聞（30）、（31）や、「日本の論点」二〇〇七年版（32）で医科大学を増設すべきだ、もしそれが不可能なら現在ある医科大学の定員を大幅に増やすべきだと主張してきました。

そして〇八年六月になって、厚生労働省は「従来の定員削減の方針」（平成九年閣議決定）をひっこめて、「医師養成増」に方向転換しました。遅きに失した感があります。国の政策を立て、実行する人々が、近未来の予測を間違えたとするならば、それは現状の分析が足りない、実際の現場を知らないことにあると私は感じています。

9．病院の改革には職員の意識改革が必要だ

私は鹿児島市、埼玉県、川崎市の病院経営改善に取り組み、それぞれで成功しました。（14）、（23）、（33）、（34）、（35）その成功の要因は病院の職員全員に経営の実態を知らせ、意識を改革することにあったと考えます（36）。病院医療崩壊の危機を目前にした今、すべての病院人が将来について真剣に考え、病院の近未来を検討することが必要です。

全国の病院が将来構想を作る時、夢や理想に引きずられるのではなく、過去のその病院の経緯を分析し、周辺の病院の現状も踏まえた上で、堅実な計画を作るべきです。私はそのお手伝いをしたいと考えております。

自著文献リスト

（1）武弘道：「大型自治体病院の経営分析」日本医事新報、3656号、Page95-98、1994年6月

(2) 武弘道：「自治体病院の危機－大型自治体病院の経営分析から」全国自治体病院協議会雑誌315号、Page14-21、1994年9月
(3) 武弘道：「大型自治体病院の経営実態を分析する（第1部）」500床以上の中核病院50の経営を8～12年間フォローして、病院、55巻4号、Page391-394、1996年4月
(4) 武弘道：「大型自治体病院の経営実態を分析する（第2部）」給与及び職員数の変化病院、55巻5号、Page464-467、1996年5月
(5) 武弘道：「大型自治体病院の経営実態を分析する（第Ⅲ部）」経営の善しあしを左右する諸因子の検討と経営改善のための提言、病院55巻6号、Page569-574、1996年6月
(6) 武弘道：「21世紀の自治体病院を展望して」 全自病協雑誌、Page25-28、1998年4月号
(7) 武弘道：「改革迫られる自治体病院（上）」厚生福祉、Page2-5、2006年1月6日
(8) 武弘道：「改革迫られる自治体病院（下）」厚生福祉、Page2-5、2006年1月13日
(9) 武弘道：「自治体病院も整理・統廃合をすすめるべきだ」全国自治体病院協議会雑誌別冊、Page58
(10) 武弘道、中西昌美、大家他喜雄：「平成12年4月診療報酬改定の影－大型14自治体病院の4月の実績から」日本医事新報3986号、Page57-61、2000年9月
(11) 武弘道：「病院小児科と小児救急医療に妥当な診療報酬を」日本医事新報4027号、Page57-59、2001年6月
(12) 土田嘉昭、関一郎、安藤恒三郎、武弘道、全国公的病院小児科勤務医の会：「全国小児科病床数調査から見た小児科入院医療の不採算性」日

本医事新報 4137 号、Page59-61、2003 年 8 月
(13) 武弘道:「いま、小児専門病院・小児科部門の運営は－鹿児島市立病院」病院、57 巻 1 号、Page73-75、1998 年 1 月
(14) 武弘道著:「こうしたら病院は良くなった!」中央経済社刊、2005 年
(15) 武弘道:「放置され続けた 10 年、診療報酬の改善なくして小児救急の充実は不可能」文芸春秋刊「日本の論点 2004」、Page544-549、2003 年 11 月
(16) 武弘道:「若き医師諸君へ一度外へ出てみよう」新小児医学大系、第 28 巻(折込文章)、1985 年
(17) 武弘道他 :「西日本七大学参加によるアメリカ型卒後研修の試み」日本小児科学会雑誌、93 巻 3 号、Page805、1989 年 3 月
(18) 武弘道:「日本の医療界から学閥を無くそう」全自病協雑誌、Page3-4、1999 年 7 月号
(19) 武弘道:「院長にもっと権限を」 日本医事新報、4299 号、Page1、2006 年 9 月号
(20) 武弘道:「病院事業管理者制度を普及させる」病院新聞、2006 年 1 月 1 日号
(21) 武弘道:「地方公営企業法の全部適用の利点を生かす」自治体病院経営改善事例集、Page146-153、1997 年
(22) 武弘道:「自治体病院経営改善の方策－病院事業管理者の立場から」公営企業、Page1-10、2000 年 7 月号
(23) 武弘道:「病院事業管理者を 15 年経験して」病院新聞、2008 年 5 月 1 日号
(24) 武弘道:「看護部長よ 副院長を目指せ」看護部長通信 1 巻 5 号、

Page6-16、2003年
(25) 武弘道:「看護部長は副院長になるべきだ」病院、54巻5号、Page376-379、2005年
(26) 武弘道:「看護部は病院経営にどうかかわるべきか」看護、58巻3号、Page40-47、2006年
(27) 武弘道:「今高まる看護職副院長への期待」看護展望、32巻5号、Page12-15、2007年
(28) 武弘道編著:「目指せ!看護師副院長」日総研出版刊、2008年2月
(29) 武弘道:「看護師副院長を置くことの意義」 看護部マネジメント、13巻276号、Page22-25、2008年7月
(30) 武弘道:「産科・小児科・麻酔科医不足にどう対処するか」病院新聞、2007年1月1日号
(31) 武弘道:「勤務医に夢を」病院新聞、2008年1月1日号
(32) 武弘道:「診療報酬を上げ、医師を増員しなければ、産科・小児科医療は早晩崩壊する」文芸春秋刊「日本の論点2007」、Page520-525、2006年
(33) 武弘道:「私はこのようにして自治大臣表彰病院を築いた」全国自治体病院協議会雑誌、Page19-25、1999年4月号
(34) 武弘道:【全適は自治体病院経営改善の切り札となるか】現場の視点より地方公営企業法の全部適用導入時に注意すべき点、全国自治体病院協議会雑誌、43巻4号、Page468-471、2004年4月
(35) 武弘道:「埼玉県立病院の経営改善」日本医事新報、質疑応答Q&A、2004.年11月6日号
(36) 武弘道:「自治体病院の経営をいかに改革するか－なにより意識改革を」月刊ガバナンス、Page26-28、2006年9月号

《武弘道のプロフィール》

昭和12年生まれ。九州大学医学部卒。

小児科臨床医として米国留学2回。

最近の15年間は鹿児島市、埼玉県、川崎市と三つの異なる自治体で病院事業管理者として8つの病院の経営改革に取り組みいずれも成功させ「医療界のゴーン」「医療界のイノベーター」などと呼ばれる。

現在、未来医療研究所所長、全国病院事業管理者等協議会名誉会長

主な一般向け著書

『こうしたら病院はよくなった』(中央経済社)

『目指せ!看護師副院長』(日総研出版)

『ふたごの話、五つ子の秘密』(講談社)

『元気な赤ちゃんに育てるQ&A』(小学館)

『年間ベストエッセイ集』(文芸春秋社刊) 1989, 90, 92年版に入選

医療改革の旗手・武弘道が語る
病院経営は人なり

2009年5月1日　第1版第1刷発行

『財界』編集部　編

発行者　村田博文
発行所　株式会社財界研究所
［住所］〒100-0014　東京都千代田区永田町2-14-3赤坂東急ビル11階
［電話］03-3581-6771
［ファックス］03-3581-6777
［URL］http://www.zaikai.jp/

印刷・製本　凸版印刷株式会社

ISBN 978-4-87932-061-2
定価はカバーに印刷してあります。